ÉTUDE CLINIQUE

SUR

L'URÉTHROTOMIE INTERNE

PAR

Félix MARTINET,

Docteur en médecine de la Faculté de Paris,
Interne des hôpitaux de Paris,
Lauréat de la Société de chirurgie (Prix Laborie 1875),
Membre de la Société anatomique.

AVEC UNE PLANCHE EN LITHOGRAPHIE.

PARIS

A. COCCOZ, LIBRAIRE-ÉDITEUR,

RUE DE L'ANCIENNE-COMÉDIE, 11

1876

ÉTUDE CLINIQUE

L'URÉTHROTOMIE INTERNE

PAR

Félix MARTINET,

Docteur en médecine de la Faculté de Paris,
Interne des hôpitaux de Paris,
Lauréat de la Société de chirurgie (Prix Laborie 1875),
Membre de la Société anatomique.

AVEC UNE PLANCHE EN LITHOGRAPHIE.

PARIS

A. COCCOZ, LIBRAIRE-ÉDITEUR,

RUE DE L'ANCIENNE-COMÉDIE, 11

1876

ETUDE CLINIQUE

SUR

L'URÉTHROTOMIE INTERNE

I

INTRODUCTION.

C'est pendant notre internat, dans le service de notre maître, M. le Dr Guyon, que nous avons recueilli les matériaux de ce travail ; c'est lui qui nous en a donné l'idée , c'est sa pratique que nous allons tâcher de résumer. Qu'il nous soit donc permis de lui exprimer ici toute notre reconnaissance pour ses conseils éclairés et la bienveillance qu'il nous a toujours témoignée.

Nous avons, comme base de ce travail, 260 uréthrotomies environ pratiquées par M. Guyon, dans l'espace de quelques années ; il nous eût été facile d'en recueillir un bien plus grand nombre dans les divers traités sur le sujet, dans les feuilles périodiques, mais elles auraient été loin d'avoir la même valeur, et ce chiffre, nous paraît assez imposant pour pouvoir nous permettre d'en tirer des conclusions.

Ayant assisté, pour notre part, à celles de ces opérations qui forment le lot de l'année 1874, nous avons pu voir, d'aussi près que possible, pourquoi et comment elles ont été pratiquées; quels en ont été les bénéfices, non-seulement immédiats, mais éloignés. C'est aussi sur ces dernières que nous nous appuierons surtout, réservant les autres pour la statistique générale.

Mais, nous devons le dire ici, c'est sur une classe spéciale de malades que portent nos observations; presque toutes ont trait à des cas difficiles, graves même, si l'on en juge par la série de traitements déjà employés, l'ancienneté des lésions et le nombre des récidives.

Cela dit, comment diviserons-nous ce travail?

Dans une première partie, nous nous sommes proposé de chercher à résoudre la question de la gravité de l'uréthrotomie.

Nous aborderons ensuite l'étude des résultats fournis par cette opération, et cela, non-seulement au point de vue du rétrécissement, mais surtout au point de vue de l'influence qu'elle peut avoir sur l'urèthre, la vessie, les reins, ainsi que sur les complications des rétrécissements, elles que la fièvre, la rétention d'urine, les fistules, etc.

Nous avons cherché à ne point perdre de vue nos malades; c'est par la relation de leur état actuel que nous terminerons ce chapitre.

Nous avons enfin cru devoir dire quelques mots de l'uréthrotomie interne elle-même, des soins qu'elle réclame; apportant les résultats d'une opération, il fallait dire comment ils avaient été obtenus.

Nous ne pouvons terminer cette introduction sans remercier notre maître, M. Verneuil, de tout ce que nous devons à ses bonnes leçons et à sa bienveillante amitié.

II.

L'URÉTHROTOMIE INTERNE EST-ELLE UNE OPÉRATION GRAVE ?

Pratiquée dans les circonstances relatées par nos observations, il nous est permis de répondre hardiment : non, l'uréthrotomie interne n'est pas une opération grave, mais se comporte, au contraire, dans la grande majorité des cas, avec une bénignité surprenante.

Reste maintenant à établir que notre réponse n'a rien de trop absolu, et que les accidents qu'entraîne par fois l'uréthrotomie sont, aujourd'hui, bien loin d'avoir la gravité qu'ils ont eue à une certaine époque.

Et d'abord, dans quelle proportion l'uréthrotomie interne a-t-elle amené la mort ?

Si nous consultons quelques-unes des statistiques publiées à ce sujet, nous en trouvons de véritablement effrayantes. Ainsi, dans la thèse de M. Tillaux (agr. 1863, p. 136), nous trouvons un relevé de 47 opérations, pratiquées à la Pitié, dans l'espace de 5 années. Sur 47 opérés, il y a 13 morts; plus de 1 sur 4. « Proportion effrayante, ajoute M. Tillaux, qui devrait faire à jamais bannir l'uréthrotomie interne de la chirurgie, si d'autres statistiques plus consolantes ne pouvaient être mises en parallèle (Tillaux, *loc. cit.*, p. 137).

D'après les relevés de l'Hôtel-Dieu, M. Maisonneuve n'a eu que 2 morts sur 36 opérations, c'est-à-dire 1 sur 18.

M. Voillemier, dans son livre des *Maladies de l'uréthre*

(p. 309), dit « qu'après avoir consulté toutes les statistiques, examiné ses propres observations, il est arrivé à ce résultat, que le nombre des morts est à peu près de 1 sur 30 » et il ajoute : « Ce chiffre est considérable si on applique l'uréthrotomie indistinctement à tous les rétrécissements ; il est faible, au contraire, si l'on ne pratique l'opération que pour des rétrécissements graves et rebelles à la dilatation. »

En 1865, M. Perrin apporte à la Société de chirurgie un total de 163 opérations pratiquées par différents chirurgiens, et relève seulement 5 cas de mort, un peu moins de 3 0[0. M. Perrin cite en outre une statistique de Guy's hospital, au sujet de malades traités uniquement par la dilatation, et la compare à celle dont nous venons de parler. Sur 565 malades, traités par la dilatation, 34 ont succombé, ce qui donne une mortalité de 6 0[0 environ ; tandis, ajoute-t-il, qu'en France, la mortalité, entraînée par l'uréthrotomie interne, a été moindre de 3 0[0 (*Mémoire de la Société de chirurgie*, 1865).

M. Gosselin (*Clinique de la Charité*, t. II, p. 227), dans l'une de ses leçons sur l'uréthrotomie interne, dit avoir pratiqué 35 fois cette opération, jusqu'au 1er janvier 1873. Il n'a eu qu'un seul cas de mort à déplorer.

Enfin, sur 250 uréthrotomies internes, pratiquées par M. Guyon, à l'hôpital Necker, depuis la fin de 1867, chiffre auquel nous devons ajouter plus de 10 opérations pratiquées hors de l'hôpital, nous trouvons 7 cas dans lesquels la mort est survenue, mais plus ou moins longtemps après l'opération et pour des causes qui lui étaient le plus souvent étrangères.

Le premier cas est rapporté dans la thèse de M. Reverdin (*Etude sur l'uréthrotomie*, 1870, p. 99); on peut y lire en détail les conditions déplorables dans lesquelles se trouvait le malade. Il était arrivé à l'hôpital avec une infiltration d'urine étendue, un état de santé des plus délabrés, des phénomènes généraux graves de résorption urineuse qu'on tenta de conjurer en rétablissant rapidement le cours de l'urine : « L'uréthrotomie ne put, du reste, être pratiquée qu'incomplètement avec l'instrument de Charrière, et ne l'empêcha pas de mourir » (Reverdin, *loc. cit.*, p. 55).

Le second cas est celui d'un malade qui, porteur d'un vieux rétrécissement, était entré dans le courant de février 1871, à l'hôpital Necker, pour un vaste infiltration d'urine; celle-ci fut incisée, mais les circonstances voulurent qu'on ne s'occupât guère du malade jusqu'au mois de juin. Les salles se remplirent alors des blessés de la Commune, et ce n'est que le 3 juin, alors que bon nombre de ces derniers avaient succombé ou succombaient à l'infection purulente, qu'on reprit le traitement.

L'uréthrotomie fut pratiquée, mais le malade n'échappa pas à l'influence du milieu dans lequel il se trouvait, et onze jours plus tard, il succombait atteint de pyohémie. On trouva des abcès métastatiques dans la plupart des organes.

La plaie de l'urèthre a bien évidemment été le point de départ des accidents qui ont amené la mort ; mais si l'on veut inscrire ce cas malheureux à l'actif de l'uréthrotomie interne, dans une statistique du genre de celle-ci, il y a lieu de tenir compte du milieu dans lequel se trouvait le malade.

La troisième et la quatrième observation sont celles

de malades qui, atteints d'affections rénales anciennes, succombèrent, l'un plus d'un mois, et l'autre plus de deux mois après l'opération.

Le cinquième cas est celui d'un diabétique, que M. Guyon se vit forcé d'opérer, malgré le mauvais état général dans lequel il se trouvait. Ce malade, porteur d'un rétrécissement très-étroit, ne vidait pas sa vessie et présentait des phénomènes graves de résorption urineuse. L'opération ne l'empêcha pas de mourir, il succomba, en effet, 10 jours plus tard.

L'uréthrotomie ne peut ici être mise directement en cause; seulement, il est peut-être permis de se demander, si elle n'a point hâté la terminaison fatale, surtout si l'on songe combien les diabétiques supportent mal la moindre lésion traumatique.

Pouvait-on hésiter, cependant? La temporisation n'eût certainement pas changé le résultat définitif.

La sixième observation est celle d'un nommé B... qui se présenta à Necker, avec un rétrécissement ancien, compliqué de cystite et de pyélo-néphrite; il présentait aussi des phénomènes de résorption urineuse, des accès de fièvre; on ne pouvait guère songer à la dilatation, et l'uréthrotomie fut pratiquée le 25 janvier. Un soulagement immédiat succéda à l'opération, mais les douleurs rénales reparurent bientôt, les accès de fièvre se multiplièrent, et le malade succomba dans le courant de juillet, 6 mois environ après l'uréthrotomie.

Les deux derniers cas de mort que nous ayons à signaler, sont rapportés dans la thèse de Muron (1). Le premier cas, est celui d'un malade atteint de rétrécisse-

(1) Pathogénie de l'infiltration d'urine. Paris. 1872.

ment traumatique, derrière lequel s'était développée une énorme poche urineuse; comme on ne pouvait réussir à vider cette poche, que la vessie habituellement distendue le périnée était gonflé depuis plus d'un an) remontait jusqu'à l'ombilic, qu'il y avait des douleurs rénales, M. Guyon pratiqua l'uréthrotomie.

Le rétablissement du cours de l'urine n'amena point la disparition de la poche urineuse; l'état général du malade resta le même, les douleurs rénales persistèrent et il succomba plus d'un mois après l'uréthrotomie, à la suite d'un large débridement de la poche urineuse. On trouva, à l'autopsie, une néphrite suppurée.

Le second malade fut opéré par Muron lui-même, en l'absence de son chef de service et dans des circonstances où il n'aurait pas dû opérer.

Le malade était atteint d'une vaste infiltration d'urine qu'on venait d'inciser, et malgré cette complication qui pour notre maître doit éloigner toute idée d'intervention immédiate, l'uréthrotomie fut pratiquée avec les plus grandes difficultés. Le malade succomba quelques jours plus tard.

Nous avons tenu à signaler ce fait qui est un exemple du danger auquel on expose le malade en intervenant, d'une façon prématurée, dans les cas de ce genre.

Nous ne pensons pas devoir ajouter ce cas malheureux aux 7 observations qui précèdent, et nous arrivons à ce résultat, que sur 260 uréthrotomies, 7 fois seulement la mort a été observée, ce qui nous donne une mortalité moindre de 3 0/0.

On a pu voir dans quel mauvais état général se trouvaient les malades qui ont succombé, et nous sommes tenté de nous demander si, tenant exactement compte des circonstances dans lesquelles à été faite l'opération, on peut la rendre responsable de la terminaison fatale?

Nous aurions désiré mettre en regard de nos statistiques d'uréthrotomie, un relevé des résultats obtenus par la dilatation; les observations ne nous auraient pas manqué pour cela, mais la comparaison n'eût pas été possible. — Les cas bénins, en effet, ont seuls été traités par la dilatation; mais qu'il survînt des complications dans le cours de ce traitement, qu'on eût affaire à des cas d'urgence, on renonçait à la dilatation pour recourir à l'uréthrotomie.

Tous les cas graves, et les cas graves seuls ont donc été traités par l'uréthrotomie, et c'est un fait dont on n'a peut-être pas toujours tenu exactement compte dans les appréciations portées sur la gravité et les résultats de l'uréthrotomie interne.

Si nous examinons maintenant les autres accidents que l'on peut observer à la suite de l'uréthrotomie, il nous sera facile de montrer qu'ils se réduisent à fort peu de chose.

I. Certains auteurs ont rangé la douleur au premier rang de ces complications. Nous ne pensons pas qu'elle doive figurer ici; la douleur, en effet, est inhérente à l'opération même, mais elle est remarquable par son peu d'acuité; aussi l'uréthrotomie se pratique-t-elle toujours sans l'aide du chloroforme, et les malades ne s'en plaignent pas. Nous devons ajouter cependant que deux ou trois fois au moins, et une fois sous nos yeux, notre maître a dû recourir au chloroforme pour des malades qui le réclamaient instamment.

Il est une autre douleur qui survient, chez un très-petit nombre de malades à la vérité, à la suite de l'enlèvement de la sonde à demeure. Nous devons ajouter cependant que cette douleur est très-rare, très-passagère, et ne nous a jamais paru aussi vive que dans les circonstances rapportées par Civiale (1) et par Reliquet (2).

Il est vrai que nous avons toujours vû employer la sonde à demeure ; mais bien des fois cependant, le malade a pissé sur le conducteur pendant l'opération, et celle-ci ne nous a pas paru plus douloureuse que d'habitude.

II. Avec les grandes incisions préconisées par Reybard, a disparu une complication qui ne laissait pas que d'avoir une grande importance, nous voulons parler de l'hémorrhagie.

Cet accident est le sujet d'un long chapitre dans le livre de l'auteur dont nous venons de parler, et ce qui prouve bien qu'on a dû compter avec lui, c'est qu'on décrit tout au long plusieurs procédés pour le combattre.

Dans plus de la moitié des observations de Reybard, il y a eu des hémorrhagies graves succédant à l'introduction de son uréthrotome, ce sont celles qu'il appelait hémorrhagies primitives, par opposition à ses hémorrhagies consécutives survenant dans les jours qui suivaient l'opération, et dont on comprend bien la possibilité, si l'on songe à l'étendue de ses incisions et aux ma-

(1) Traité des maladies des voies urinaires, 1856, t. I, p. 454.
(2) Reliquet. De l'uréthrotomie, 1865, p. 23.

nœuvres forcées de dilatation, auxquelles il soumettait ses malades.

Aujourd'hui, il n'est plus question de cet accident ; la lame de l'uréthrotome fait sa voie dans l'urèthre, et c'est à peine si au moment où s'écoulent les premières gouttes d'urine, on les voit teintées par un peu de sang, dont la sonde s'est chargée à son passage dans le canal.

Une fois seulement, chez le malade qui fait le sujet de l'observation XVIII, nous avons vu survenir une légère hémorrhagie le quatrième jour après l'opération. Celle-ci s'était passée aussi simplement que d'ordinaire, les rétrécissements (péniens) n'avaient fourni que quelques gouttes de sang, tout allait au mieux, quand, le soir même de l'enlèvement de la sonde à demeure, le malade est pris d'un frisson violent, et de fièvre qui se prolonge jusqu'au lendemain matin. Le surlendemain, quatrième jour après l'opération, nouveau frisson à la même heure (temp. ax. 41°). Sous l'influence de l'impulsion fébrile, il se fait une légère hémorrhagie uréthrale qui s'arrête par l'application d'une compresse trempée dans l'eau. On donne le sulfate de quinine à haute dose, et les accès n'ont pas reparu.

N'ayant jamais observé d'accès de fièvre aussi violent, le lendemain même de l'opération, d'accès à type tierce aussi marqué, nous nous sommes demandé si nous n'avions point eu affaire à de véritables accès de fièvre intermittente.

Le malade avait longtemps séjourné comme soldat en Afrique ; il y avait été atteint de fièvres intermittentes graves, mais n'avait pas eu d'accès depuis une dizaine d'années.

N'était-ce point l'impaludisme qui, réveillé par l'uréthrotomie, déterminait à la fois la fièvre et l'hémorrhagie ? Si l'opération avait eu un autre siége, le doute ne serait pas permis ; de nombreuses observations pourraient être citées à l'appui ; mais comme les accès de fièvre intermittente ont la plus grande analogie avec les accès urineux, il est difficile de se prononcer.

Somme toute, cette complication, autrefois grave, n'en est plus une, et ne peut ni ne doit entrer en ligne de compte dans l'appréciation que nous faisons de l'uréthrotomie.

III. L'uréthrite ne nous a jamais non plus paru mériter le nom de complication. C'est un phénomène nécessaire ; la plaie fournit un peu de suppuration, et que le contact du pus détermine de l'irritation, du côté de la muqueuse restée saine, cela n'a rien d'étonnant.

Nous l'avons observée chez quelques-uns de nos malades, dans le cours de la dilatation consécutive, mais elle n'a jamais eu d'autres inconvénients que ceux inhérents à la sortie d'un peu de pus par le méat. Ce n'est pas seulement du reste l'uréthrotomie qu'il faut en accuser ; car, bien souvent nous avons vu cette légère complication se montrer chez des malades non opérés et traités seulement par la dilatation.

Nous devons ajouter que l'un de nos malades, celui qui fait le sujet de l'observation XIII, a eu avec un peu d'uréthrite une légère poussée d'orchite après les premiers cathétérismes consécutifs. Le malade nous raconta que lors de son premier traitement en 1870 par la dilatation simple, il avait eu un accident analogue qui avait de même interrompu les sondages pendant quelques jours.

Un autre malade a aussi présenté une légère poussée d'orchite survenue à la suite d'un cathétérisme qu'il avait lui-même pratiqué.

Ces petits accidents qui pourraient très-bien être laissés de côté sont, on le voit, sans grande importance ; nous avons néanmoins tenu à les signaler.

Accidents fébriles. — On sait qu'à la suite de la plupart des opérations pratiquées sur les voies urinaires, il n'est point rare d'observer des accès de fièvre particuliers, des accès de fièvre urinaire, comme on les appelle.

L'uréthrotomie interne n'échappe pas toujours à cette complication ; moins que toute autre même elle devrait y échapper pour ceux qui voient dans la plaie de l'urèthre, la porte ouverte à l'absorption des produits septiques fournis par l'urine.

Nous ne voulons pas entrer ici dans une discussion sur la nature de la fièvre urineuse, sur ses causes possibles, mais seulement montrer quelle est la fréquence de cette complication, et dans quelle mesure elle peut augmenter la gravité de l'uréthrotomie.

On parle peu dans la plupart des auteurs, de la proportion relative de la fièvre à la suite de l'uréthrotomie. — On la signale, on parle de sa gravité dans certaines circonstances, des conditions qui peuvent favoriser son développement, mais on donne peu de chiffres.

M. Gosselin (loc. cit. p. 217) a sur 35 opérations observé 18 fois de la fièvre ; sont compris dans ce total, 14 cas dans lesquels il n'avait point placé de sonde à demeure, et qui ont fourni une proportion de fièvre très-considérable. — Sur les 14 premières opérations, en effet, il a remarqué 10 fois des frissons et de la fièvre, deux de ses malades ont eu une fièvre très-modérée et ne l'ont accusée que le second jour, tandis que les autres ont eu leurs accès le premier jour, et ont accusé une température très-élevée.

Ces faits sont, on le voit, tout en faveur de l'emploi de la sonde à demeure, mais ne concordent point, en tant qu'époque d'apparition, avec ceux que nous avons eu l'occasion d'observer.

Tandis que dans les observations de M. Gosselin les grands frissons et la fièvre surviennent le jour même de l'opération, sur tous les cas que nous avons relevés, au nombre de 30 environ, jamais la fièvre ne s'est montrée le premier jour.

Il y a bien eu parfois une légère élévation de température comme on peut le voir en consultant nos observations, mais jamais de grand accès fébrile.

Sur ces 30 cas que nous avons scrupuleusement suivis à ce point de vue, 20 fois l'apyrésie a été complète. — Il n'y a pas eu le moindre frisson, pas de sueurs, l'élévation de température a été insignifiante.

Quant aux 10 cas qui se sont compliqués de fièvre, voici comment ils se répartissent : Deux fois seulement, nous avons observé de l'élévation de température sans frisson, le soir même de l'opération. Trois fois il y a eu élévation notable de température, le soir du jour où nous avions enlevé la soude à demeure (V. obs. VII et XVIII).

Quant aux accès de fièvre urineuse véritable avec frisson et sueurs profuses, avec élévation considérable de température, nous les avons surtout observés le troisième jour, c'est-à-dire le lendemain de l'enlèvement de la sonde à demeure. (Voir obs. IV, X, et XII). Une seule fois, enfin, nous avons relevé une élévation de température sans frisson, le quatrième jour (Voir obs. VIII).

Il faut ajouter que, chez certains malades, il y a eu plusieurs poussées fébriles; ainsi, par exemple, le malade de l'observation XII avait eu un violent accès le troisième jour; il eut deux journées d'apyréxie complète, mais s'étant levé le sixième jour malgré la défense qu'on lui en avait faite, il se refroidit et eut un second accès moins violent à la vérité que le premier, mais d'une grande intensité néanmoins.

Le malade n° XVIII a eu aussi deux accès affectant le type tierce, mais nous avons vu plus haut qu'ils étaient peut-être d'une autre nature.

En somme, sur nos 32 observations, nous avons eu trois grands accès fébriles, trois de moyenne intensité et quatre dans lesquels l'élévation de température, tout en étant notable, ne s'est pas accompagné du grand frisson et des sueurs profuses.

Ces accidents fébriles ne sont, on le voit, ni assez nombreux ni assez graves pour mériter d'être redoutés. Inutile d'ajouter que ces complications passagères cèdent facilement à l'emploi de moyens appropriés qui peuvent se résumer en ceci : Eviter tout refroidissement, favoriser la transpiration, donner le sulfate de quinine à haute dose : les ventouses sur la région rénale, et les purgatifs salins, s'il existe un état gastrique prononcé, seront d'utiles adjuvants.

Mais nous ne voulons pas quitter cette question, sans parler de l'influence de l'uréthrotomie sur un état fébrile préexistant. Il arrive, en effet, que certains malades se présentent à l'hôpital avec des rétrécissements étroits, anciens, derrière lesquels se cachent de la cystite, de la pyélo-néphrite. C'est dans les cas de ce genre, que l'uréthrotomie devient une véritable opération d'urgence que l'on doit pratiquer sans retard.

Le malade qui fait le sujet de notre première observation en est un exemple ; il avait de la fièvre depuis plusieurs jours, une fièvre continuelle, compliquée de temps en temps par de grands accès fébriles ; la dilatation était bien évidemment dans ce cas impuissante, l'indication de l'uréthrotomie était formelle. Mais n'était-il pas téméraire d'opérer avec une température de près de 40°?

On essaya de combattre la fièvre par les moyens ordinaires, mais l'état du malade ne faisant que s'aggraver, M. Guyon pratiqua l'uréthrotomie ; au moment de l'opération, la température axillaire était de 41, 2.

Tout alla au mieux ; le soir la température s'était abaissée de 2 degrés, le thermomètre marquait 39, le lendemain matin il était retombé à 37, 8.

Le troisième jour, le malade eut un autre accès de fièvre, mais il fut passager et ne se renouvela pas.

Dans certains cas, enfin, on essaye la dilatation ; celle-ci paraît vouloir marcher quand surviennent des accès de fièvre.

Chaque fois qu'on veut passer une bougie dans le canal, il survient de la fièvre ; le simple contact de la sonde suffit à l'allumer, et, chose étrange, l'uréthrotomie laisse les malades absolument apyrétiques (Voir obs. XXIII et XVI). Le cas d'un malade actuellement à Necker peut être ajouté aux deux précédents.

L'infiltration d'urine, les abcès urinaires sont des complications rares de l'uréthrotomie. Plus fréquentes à l'époque des grandes incisions (ce qui se comprend bien si l'on songe à la profondeur de ces incisions et au non-emploi de le sonde à demeure), elles sont devenues de plus en plus rares avec les nouveaux procédés.

Aujourd'hui, en effet, grâce au peu d'étendue de la section et à l'usage de la sonde à demeure, nous n'avons plus guère à les redouter, pourvu toutefois qu'aucun obstacle ne s'oppose à la libre issue de l'urine.

C'est même là ce qui permet de comprendre que l'infiltration d'urine n'ait pas été plus souvent observée dans les cas de Reybard. En effet, la plaie uréthrale était large, profonde; mais le canal était librement ouvert, rien ne sollicitait l'urine à entrer dans les tissus, il y avait simple contact, et elle s'engageait naturellement dans la voie la plus facile.

Mais qu'un obstacle se fît en avant de la partie sectionnée, qu'un caillot, par exemple, s'opposât à la sortie de l'urine, et l'on voyait survenir de grandes infiltrations.

Quant à la cystite et à la néphrite, nous ne les avons jamais vues survenir à la suite de l'uréthrotomie; souvent elles existaient avant l'opération, nous verrons plus loin ce qu'elles sont devenues.

Enfin nous avons vu dans quelles circonstances un malade avait succombé à l'infection purulente, mais nous nous sommes assez étendu à ce moment sur cette question, pour n'y pas revenir.

III

DES RÉSULTATS FOURNIS PAR L'URÉTHROTOMIE INTERNE

Nous devons dans ce chapitre étudier les résultats obtenus, non-seulement au point de vue du rétrécissement, mais aussi au point de vue de l'urèthre, de la vessie, des reins, ainsi que des complications des rétrécissements.

Après avoir successivement rappelé l'influence du rétablissement du cours des urines sur les divers organes dont nous venons de parler, nous nous occuperons des résultats éloignés de l'opération, question peu étudiée encore, et sur laquelle nous apportons des documents capables, nous l'espérons, d'entraîner la conviction.

Tout d'abord quels sont les résultats immédiats au point de vue du rétrécissement?

Ces résultats sont incontestables et incontestés; la lame fait son chemin dans la paroi du rétrécissement, les deux surfaces de section s'écartent l'une de l'autre et augmentent de toute leur largeur la circonférence des points rétrécis.

Reybard donne une idée très-exacte du résultat obtenu, quand il dit : « C'est comme une pièce nouvelle qu'on ajoute à une doublure trop étroite. »

Les autopsies que l'on a pu pratiquer peu de temps après l'opération montrent bien qu'il en est ainsi, et du reste la meilleure preuve de l'élargissement du canal, c'est la pénétration facile d'une grosse sonde, dès que la lame de l'instrument a été retirée

Les expériences de Reybard sur les animaux sont également concluantes sur ce point.

Nous rapportons ici une expérience intéressante que nous avons eu l'occasion de faire et qui donne une juste idée du résultat immédiat de l'uréthrotomie.

Ayant trouvé par hasard, à l'amphithéâtre, sur un sujet mort en médecine, un rétrécissement de l'urèthre, nous avons eu l'idée d'en pratiquer la section avec l'instrument de M. Maisonneuve.

Le rétrécissement, pénien, se trouvait à cinq ou six centimètres du méat; assez étroit et admettant seulement une bougie n° 6, il était dur, en virole, et dû probablement à une ancienne rupture du canal; c'est du moins ce que nous avons supposé, en l'absence de tout renseignement, car la lésion avait passé inaperçue pendant la vie du malade.

Après avoir pratiqué la section le long de la paroi supérieure, nous avons ouvert le canal par sa face inférieure dans toute son étendue, et voici ce que nous avons trouvé.

Toute la portion de l'urèthre depuis le méat jusqu'au rétrécissement, était absolument saine, on n'y voyait pas la moindre éraillure. Le rétrécissement était franchement coupé; les deux lèvres de l'incision naturellement écartées, figuraient une sorte de losange, dont le grand diamètre marquait les limites antérieure et postérieure de la section.

Tout à fait superficielle à son extrémité antérieure et se confondant insensiblement avec la muqueuse, la section augmentait peu à peu de profondeur, pour diminuer ensuite progressivement jusqu'à sa terminaison.

L'autopsie dont nous rapportons les détails à la fin de l'observation XXIII donne des résultats tout à fait analogues.

On peut voir sur la planche, dont nous devons le dessin à notreexcellent collègue et ami Brissaud, les traces laissées par le passage de la lame (voir l'observation XXIII).

Le résultat immédiat est donc aussi satisfaisant que possible ; quant au degré d'élargissement que l'on obtient, il varie nécessairement avec les dimensions de la lame dont on s'est servi.

Si comme c'est l'ordinaire, on a opéré avec la lame moyenne, on peut facilement passer au n° 18, et par conséquent des numéros soit supérieurs, soit inférieurs, si l'on s'est servi de la grande ou de la petite lame.

Ces chiffres ne sont du reste qu'approximatifs, et varient un peu selon la nature et le degré de résistance des rétrécissements que l'on opère.

Chez tel malade, on pourrait par exemple passer facilement du n° 19 au 20, alors que chez tel autre le n° 17 passe tout juste. Ce sont des tentatives auxquelles il n'est point prudent de se livrer au moment de l'opération et l'usage des sondes à demeure de moyen ou de petit calibre trouve, dans la certitude qu'a le chirurgien de pouvoir les introduire facilement, une raison de plus en sa faveur.

Influence sur l'urèthre. — Nous venons de voir l'effet immédiat du passage de la lame ; un nouveau chemin a donc été fait, au lieu de ce canal sinueux, inégal, nous avons une voie directe, facile à parcourir, et creusée aux dépens même des obstacles qu'elle présentait.

Dorénavant, la sonde pourra y cheminer librement; peu à peu sous l'influence de son passage régulier, on verra les saillies s'émousser et la route elle-même s'élargir.

Les urines s'écoulent désormais librement, et les parties reculées de l'urèthre, si souvent le siége de dilatations ou de contractures, reviennent à un meilleur état.

L'incontinence d'urine, si elle existait, diminue à mesure que le col vésical revient sur lui-même, et disparaît complètement dès qu'il a retrouvé son élasticité.

Influence sur la vessie. — Au lieu de ces mictions pénibles, incessantes, qui tourmentent les malades, on voit survenir un état de plus en plus supportable ; leur nombre diminue rapidement, la quantité d'urine s'augmente pour chaque émission, et bientôt les malades accomplissent cet acte physiologique avec une facilité qui n'était plus chez eux qu'à l'état de souvenir.

S'il y avait de la cystite comme dans l'observation I, celle-ci disparaît rapidement; comme on peut le voir à l'observation V, l'opération a permis de reconnaître la présence d'un calcul vésical, et de le traiter par la lithotritie. Un cas analogue s'est présenté ces jours derniers dans le service de M. le professeur Richet.

Influence sur les reins. — Ce n'est pas tout encore, derrière la vessie, il y a des reins, sur lesquels avait retenti défavorablement la distension vésicale.

Pour que les reins fonctionnent bien, dit Civiale, il

faut que l'évacuation de l'urine se fasse librement, sans effort et sans douleur. Mais, si la vessie se distend, les reins ne se débarrassent plus de l'urine à mesure qu'elle est sécrétée; alors non-seulement les uretères se dilatent, mais les calices, les bassinets subissent les mêmes transformations. La substance rénale elle-même subit l'influence de la stagnation d'urine; les conditions de pression qui favorisent la secrétion urinaire ne se trouvent plus que mal réalisées, et c'est dans les cas de ce genre qu'on voit les reins réduits à des sortes de coques fibreuses dans la paroi desquelles figurent à peine quelques tubes dégénérés.

Heureusement, les lésions ne sont pas toujours aussi graves, et si les symptômes observés sont sous la dépendance d'une lésion uréthrale, l'opération a sur elles une influence manifeste.

A peine le cours des urines est-il rétabli, que l'on voit disparaître les douleurs lombaires et que la fièvre qui les accompagnait disparaît également.

Il n'est pas jusqu'à l'urine qui ne subisse dans ses qualités l'heureuse influence de l'uréthrotomie.

Bien des fois, en effet, nous avons vu des malades arriver à l'hôpital avec des urines fétides, alcalines, en fermentation derrière le rétrécissement et occasionnant des phénomènes graves de résorption urineuse. L'opération était faite, et, sous sa seule influence, la sécrétion urinaire redevenait rapidement normale, en quelques jours de franchement alcalines qu'elles étaient, les urines devenaient acides.

Nous renvoyons comme exemple de ce fait aux observations I et III.

Ce n'est pas seulement du reste, dans des cas de ce genre que nous avons eu l'occasion d'observer cette amélioration rapide ; nous avons souvent vu des vieillards atteints d'hypertrophie de la prostate et de stagnation d'urine; ils avaient de la fièvre, des urines alcalines et pourtant ils n'avaient jamais été sondés.

Quelques cathétérismes réguliers suffisaient à obtenir l'acidité normale des urines et la cessation de la fièvre.

Nous avons déjà parlé de la fièvre urineuse dans notre premier chapitre, auquel nous renvoyons le lecteur.

Qu'il nous suffise de rappeler ici l'une de nos conclusions, c'est que s'il existe de la fièvre, non-seulement l'uréthrotomie ne l'aggrave pas, mais la fait au contraire rapidement disparaître. Cela peut s'observer dans les cas où la fièvre s'est développée par le fait seul du rétrécissement, comme dans ceux où elle est consécutive à un début de traitement par la dilatation.

(Voir les observations I, XVI et XXIII).

Rétention d'urine. — Chez certains malades, la vessie se distend derrière le rétrécissement, les fibres musculaires ne peuvent plus agir et lutter contre l'obstacle, l'urine s'accumule de plus en plus.

M. Dolbeau, dans de semblables circonstances, a recours à l'uréthrotomie interne, qui, dit-il, grâce aux instruments modernes, a fait ses preuves, et si elle n'est pas supérieure à la dilatation comme résultat définitif, a l'immense avantage d'être plus expéditive, sans être pour cela plus dangereuse (1).

Il a, en effet, pratiqué une quinzaine d'uréthrotomies

(1) Dolbeau. Clinique chirurgicale, p. 308.

dans des circonstances analogues, sans aucun accident.
On trouve dans la thèse de Spiess (1) deux observations
de M. Dolbeau très-concluantes sur ce point.

Nous ne pensons pas que l'uréthrotomie doive être
appliquée immédiatement à tous les cas de rétention
brusque et rapide d'urine; souvent, dans des circonstances analogues, la seule introduction d'une petite bougie, fixée à demeure dans le canal, un bain, des cataplasmes ont suffi pour faire pisser les malades, et la di-
lation a triomphé plus tard de leur rétrécissement.

A côté de ces rétentions complètes, on voit des malades qui urinent, mais incomplètement, qui se trouvent
par le fait de leur rétrécissement tout comme certains
vieillards dont la prostate hypertrophiée amène la rétention partielle, la stagnation d'urine.

Ils ont les urines chargées, purulentes, ils s'amaigris-
sent, la dyspepsie est croissante; raison de plus pour
opérer, dit encore M. Dolbeau, les malades abandonnés
à eux-mêmes sont inévitablement perdus.

C'est un point sur lequel M. Perrin a aussi justement
insisté, en montrant les dangers auxquels expose cette
rétention partielle. S'il existe, dit-il, quelque complica-
cation du côté des voies urinaires supérieures, il ne faut
point perdre de temps et inciser le plus tôt possible (2).

Il rappelle que chez le sujet de l'une de ses observations, le rétrécissement, malgré l'emploi de la dilatation,
avait déterminé de la néphrite; la vie était en danger.
L'incision de l'obstacle fit cesser les accidents, et le malade sortit guéri au bout de quelques semaines.

(1) Spiess. Thèse de Paris, 1866, p. 56.
(2) Mémoires de la Société de chirurgie, 1865, p. 185.

L'uréthrotomie rend donc ici de véritables services ; la meilleure preuve s'en trouve dans la pratique des chirurgiens que nous venons de citer et dans nos propres observations.

(Voir en particulier l'observation I).

Infiltration d'urine. — Ici encore, l'uréthrotomie est appelée à jouer un certain rôle, non point qu'on l'applique indistinctement à tous les cas, mais, comme toujours, aux cas difficiles et bien et dûment réfractaires à la dilatation.

Lorsque M. Guyon se trouve en présence d'une infiltration d'urine, il commence par inciser largement la tumeur urineuse, et pendant trois semaines environ, il laisse le malade pisser par la plaie, et attend que tout engorgement ait disparu de ce côté ; plus tard seulement il s'occupera du rétrécissement.

Le moment venu, on explore méthodiquement le canal avec les bougies à boule; on cherche à s'assurer du siége, du nombre, de l'état des rétrécissements, et l'on introduit dans la vessie une bougie d'un calibre en rapport avec les dimensions de l'urèthre.

Ces divers points ont été parfaitement établis par notre collègue et ami Martin, dans sa thèse inaugurale (1) ; laissons lui la parole :

« Si la présence de la bougie ou l'exploration du canal détermine des accidents de fièvre uréthrale, M. Guyon ajourne de nouveau tout traitement local pendant un temps plus ou moins long, et combat les accidents par les sudorifiques et le sulfate de quinine. Dans certains

____

(1) E. Martin. Etude clinique sur le traitement de quelques complications des rétrécissements de l'urèthre. Thèse de Paris, 1875.

cas, alors que le rétrécissement n'est ni trop dur ni trop ancien, et que la présence de la bougie est bien supportée, il est possible de terminer le traitement par la dilatation progressive.

« Dans la majorité des cas, au contraire, on est obligé de recourir à l'uréthrotomie interne, en ayant bien soin de laisser écouler un laps de temps suffisant entre l'incision périnéale et cette deuxième opération. »

L'uréthrotomie se pratique comme d'ordinaire ; la sonde à demeure n'est pas laissée plus de vingt-quatre heures, et dans presque tous les cas, l'urine cesse de passer par la plaie et s'écoule par le canal.

Nous renvoyons le lecteur aux observations IX et X et à deux autres publiées dans la thèse de M. Martin.

Si l'on a affaire à des abcès urineux, la conduite à tenir est exactement la même. Nous renvoyons, comme preuve à l'appui, aux observations VII, VIII et IX de la thèse de M. Martin.

Fistules urinaires. — Dans les cas de fistules urinaires siégeant sur les parties profondes du canal, l'uréthrotomie rend encore d'excellents services.

La plupart des auteurs, Civiale (1), Cocteau (2), Thompson (3), Voillemier (4), sont d'avis que la meilleure chose à faire est de s'occuper d'abord de rétablir le calibre du canal sans toucher aux fistules, qui, leur cause princi-

(1) Civiale. Loc. cit., t. II, p. 449.
(2) Cocteau. Thèse d'agrégation. Paris, 1869.
(3) Thompson. Traité pratique des maladies des voies urinaires (traduction, p. 277).
(4) Voillemier. Maladies de l'urèthre, p. 429.

pale n'existant plus, guérissent en général d'elles-
mêmes.

Les faits de guérison de fistules périnéo-scrotales sont
très-rares par la dilatation; les auteurs en parlent à
peine, et parmi les nombreuses observations que nous
avons soit recueillies, soit consultées à Necker, nous n'en
avons point trouvé d'exemples.

Cela tient évidemment à la nature des rétrécissements,
qui sont en général rebelles à la dilatation.

Dans quelques cas, le seul fait de la sortie facile de
l'urine suffit à amener la guérison complète des fistules. Nous renvoyons, comme exemple concluant de ce
fait, à l'observation IX.

Le malade qui en fait le sujet portait depuis plusieurs
mois deux fistules périnéo-scrotales, par lesquelles coulait
incessamment une urine séro-purulente.

L'uréthrotomie fut faite, et on peut voir sur l'observation que l'urine n'a plus coulé par les trajets, et cela non-
seulement pendant le séjour de la sonde à demeure, mais
aussi dans les jours qui ont suivi.

La guérison du malade est persistante, mais il se sonde
régulièrement.

Comme autres cas démonstratifs de ce que nous venons d'avancer, nous renvoyons le lecteur aux observations III et IV de la thèse de M. Reverdin (Pages 101
et 104).

Aux deux cas de M. Phillips, publiés par M. Dubuc
(*in Gazette des hôpitaux*, 1869, pages 238 et 243), ainsi
qu'à ceux tirés de la pratique de Sédillot (Mémoire de
Gaugeot, 1860).

M. Reliquet en rapporte aussi quelques exemples,

enfin M. Martin en signale trois ; ce sont celles qui portent les n°ˢ II et XVI dans la première partie de son travail, et une troisième que l'on peut lire à la page 150.

Il n'en est cependant pas toujours ainsi, et dans certains cas, la section n'est pas suffisante pour assurer la cicatrisation des fistules. Nous allons voir néanmoins que, même dans ces circonstances, l'uréthrotomie peut rendre des services signalés.

Chez certains malades, en effet, porteurs de fistules invétérées, l'uréthrotomie faite, le cours de l'urine librement rétabli, on n'obtient pas la cicatrisation des trajets fistuleux.

On a alors recours à divers procédés qui détournent le cours des urines; nous voulons parler de la sonde à demeure et du cathétérisme répété. Mais il est évident qu'ils ne peuvent trouver une application possible que lorsqu'une opération antérieure aura rendu au canal sa perméabilité.

Nous avons vu comment, dans la plupart des cas, on est obligé de recourir à l'uréthrotomie ; celle-ci peut donc être considérée, à ce point de vue, comme une opération préliminaire qui peut à la rigueur être suffisante, mais qui devient indispensable si l'on est forcé de recourir à d'autres procédés.

On peut lire à la page 160 de la thèse de Martin, une observation qu'il emprunte lui-même à la thèse de M. Reverdin.

Cette observation est toute en faveur de la sonde à demeure après l'uréthrotomie ; le malade a été suivi pendant longtemps et sa guérison ne s'est pas démentie.

M. Martin cite enfin, page 167, une observation de fistules urinaires guéries par le cathétérisme répété à la suite d'une uréthrotomie.

Ces divers points seraient susceptibles de bien plus larges développements, mais nous ne faisons que les signaler pour montrer les bénéfices que l'on peut retirer de l'uréthrotomie dans ces circonstances.

RÉSULTATS ÉLOIGNÉS DE L'URÉTHROTOMIE INTERNE.

Nous venons de voir les excellents effets de l'uréthrotomie non-seulement sur les retrécissements, mais aussi sur les autres lésions dont ils peuvent s'accompagner. Rétablissement immédiat du cours des urines, amélioration rapide du côté des voies urinaires supérieures, voilà en quelques mots les bénéfices qu'elle procure.

Mais ces résultats persistent-ils? La cure est-elle radicale; ou bien l'opération n'est-elle que palliative ?

Pour nous trouver en mesure de répondre à ces objections, nous avons cherché à suivre nos malades, nous les avons engagés à revenir de temps en temps pour faire constater l'état de leur canal.

Nous avons noté à la fin de chacune de nos observations, les résultats de nos recherches ; on peut y voir en détail l'état dans lequel se trouvent actuellement les malades qui en font le sujet. Nous avons pu retrouver la plus grande partie des malades dont nous avons publié l'observation; trois seulement ont échappé à nos recherches, ce sont ceux qui portent les numéros I. XII et XVIII.

Ils ne sont pas revenus à l'hôpital comme ils l'avaient promis, ils ont quitté le domicile dont ils nous avaient

laissé l'adresse, aussi nos recherches ont-elles été infructueuses.

Parmi cent que nous avons pu revoir, 2 seulement, ceux qui portent les numéros X et XVI n'ont pas
maintenu leur guérison. Le premier, porteur d'un rétrécissement très-dur, ne peut plus passer que le n° 14 de
la filière Charrière; au mois de juin de l'année dernière nous
avions pu le sonder avec une sonde n° 17, il a donc
perdu 0,001 millimètre en une année environ.

Le second, dont nous avions constaté la guérison à différentes reprises dans le courant de l'année dernière, a
jugé plus commode de ne plus se sonder, aussi le calibre
de son canal a-t-il commencé à diminuer. On peut voir
sur l'observation que le rétrécissement avait été rebelle
à la dilatation, qu'il était extrèmement dur, aussi n'y a
t'il rien d'étonnant que la récidive commence à se faire
après la cessation du cathétérisme. Le malade pisse très-
bien du reste, mais il ne peut plus se sonder avec la
bougie qui lui avait été remise.

Quant aux autres nous pouvons affirmer que leur guérison est durable ; tous ont fait un usage régulier de la
sonde et ont gardé l'avantage sur leur rétrécissement.
Nous les avons revus à diverses reprises, dernièrement
encore dans les premiers jours de mai ; nous les avons
sondés nous-même et avons constaté la persistance de
leur guérison.

Le malade qui fait le sujet de l'observation XXII a été
opéré en 1870 par M. Guyon, depuis cette époque il est
venu de temps en temps à l'hôpital pour se faire sonder
et a ainsi entretenu sa guérison. Nous l'avons vu à plusieurs reprises en 1875 à la Pitié ; il est encore venu dans

le courant de mai 1876 à Necker et nous avons pu le sonder facilement avec une bougie n° 17.

Les malades n° II, III, VI, etc., ont également été vus bien des fois depuis l'opération, et leur bon état se maintient.

Le malade de l'observation IV, opéré en ville par M. Guyon, avait vainement tenté de se guérir par la dilatation ; il avait essayé tous les moyens, aucun ne lui avait réussi. Son état s'aggravait de plus en plus, il maigrissait, avait depuis de longs mois une diarrhée que rien ne pouvait arrêter, et malgré les efforts les plus soutenus, ne pouvait tenir son canal à un degré de dilatation suffisant.

L'uréthrotomie faite, l'état général s'est rapidement amélioré ; la diarrhée, qui avait résisté à toutes les médications, s'est tarie d'elle-même ; le malade, en un mot, est en excellent état, mais se passe toutes les semaines, une sonde n° 20.

M. Guyon nous a dit avoir plusieurs fois remarqué cette cessation rapide de la diarrhée et de la fièvre, à la suite du rétablissement rapide du cours des urines.

Il est un dernier point sur lequel nous devons insister, c'est celui-ci : Des malades ont subi l'uréthrotomie, livrés à eux-mêmes, ils ne se sont pas sondés ; la récidive s'est faite peu à peu, et ils se représentent à l'hôpital au bout d'un temps plus ou moins long. Dans la plupart des cas, ils peuvent encore bénéficier de l'opération qui leur a été faite ; car, en quelques jours de dilatation, on les ramène à l'état dans lequel ils se trouvaient à leur sortie. Les observations XIX et XX en sont des exemples ;

nous avons observé un cas analogue dans le service de
M. le professeur Verneuil.

Il n'en est cependant pas toujours ainsi, et dans quelques cas, on est forcé de recourir à une nouvelle uréthrotomie, soit que la dilatation détermine des accidents
comme dans l'observation XXIII, soit qu'on ait affaire à
des rétrécissements durs et anciens.

D'après ce que nous venons de voir, l'uréthrotomie
interne, pas plus que les autres méthodes, ne met à l'a-
bri de la récidive ; abandonnée à elle-même, elle procure
un soulagement immédiat, mais dont la durée est varia-
ble, selon les malades, ou mieux, selon l'état dans leque
se trouvait leur urèthre.

C'est pour cela que l'on voit revenir, au bout d'un
temps plus ou moins long, les malades qui, oublieux des
recommandations qui leur avaient été faites, se sont crus
guéris parce qu'ils ne souffraient plus et qu'ils urinaient
comme autrefois.

Leur soulagement n'a été que passager, et, peu à peu,
ils repassent par la même série de symptômes qui les
avait une première fois conduits à l'hôpital ; ils n'ont
pas profité de l'avance que leur avait ménagée l'uréthrotomie, le rétrécissement a repris le dessus, et tout
est à recommencer avec des chances de moins en moins
grandes de succès. Ceux, au contraire, qui, dociles aux
instructions qu'ils ont reçues, ont fait un usage régulier
de la sonde, peuvent maintenir leur guérison et la main-
tiennent dans la très-grande majorité des cas.

IV.

DE L'URÉTHROTOMIE INTERNE ET DES SOINS QU'ELLE RÉCLAME.

Toutes les uréthrotomies que nous rapportons ont été pratiquées avec l'instrument de M. Maisonneuve. Nous ne voulons pas entreprendre ici de justifier l'emploi de cet uréthrotome ; la meilleure preuve de sa valeur se trouve dans les résultats qu'il fournit et dans l'usage journalier qu'en font la plupart des chirurgiens.

Cette question se trouve, du reste, parfaitement discutée par M. Reverdin (1) ; il étudie avec soin les méthodes rivales, et c'est l'opinion de notre maître qu'il formule, en concluant en faveur de l'uréthrotomie de M. Maisonneuve.

Ce qu'il importe surtout de bien établir, ce sont les dimensions de la lame et le point de l'urèthre où l'on doit la faire agir.

On a, en effet, des lames de 0,009 ou 0,01 millimètres de large ; d'autres de 0,008 ou de 0,006 millimètres seulement.

Les unes glissent sur la convexité, les autres dans la concavité du conducteur ; d'autres enfin sont disposées de façon à pouvoir opérer des sections latérales.

Ces diverses variétés avaient été, au début, imaginées de façon à opérer la section sur telle ou telle partie du canal, comme avec l'instrument de Civiale ou les autres uréthrotomes droits.

Depuis longtemps on ne se sert plus que des lames qui glissent dans la concavité du conducteur, et qui agissent naturellement sur la paroi supérieure de l'urèthre.

Bien des raisons, du reste, défendent ce choix à peu près exclusif de la paroi supérieure ; là, en effet, la muqueuse uréthralé est parfaitement adhérente aux corps caverneux : elle est soutenue par la gouttière médiane que forme leur adossement, et repose directement sur la cloison fibreuse et très-épaisse qui les sépare.

On peut voir sur les sections transversales de l'urèthre, que nous avons fait reproduire, l'épaisseur et la disposition de cette intersection fibreuse. C'est après congélation de la verge que nous avons pratiqué ces coupes ; on y voit l'épaisseur et la hauteur de cette cloison, dont les dimensions augmentent peu à peu, à mesure qu'on se rapproche de la portion bulbeuse, où les corps caverneux s'écartent l'un de l'autre.

Dans la portion pénienne, elle a plus de 00,3 millimètres d'épaisseur, et se prolonge assez haut, entre les corps caverneux, pour qu'on n'ait aucune crainte de dépasser ses limites. Au niveau du bulbe, elle est beaucoup plus épaisse encore ; l'urèthre doublé, en haut, d'une faible couche de tissu spongieux, s'y trouve solidement fixé ; tandis qu'en bas, il se renfle considérablement pour former le bulbe.

C'est dans cette disposition du tissu spongieux de l'urèthre et dans ce choix exclusif de la paroi supérieure, comme champ opératoire, qu'on trouve l'explication de la rareté actuelle des hémorrhagies, à la suite de l'uréthrotomie interne.

Ajoutons, en plus, que la paroi supérieure est le chemin le plus court, le plus dépourvu d'inégalités, tandis que la face inférieure, plus longue, sans point d'appui, peut se plisser devant la lame, et être coupée en des points non rétrécis.

Les expériences de MM. Tillaux et Bracou (2) sont tout en faveur de cette pratique ; l'observation que nous rappelons au commencement du second chapitre de ce travail est aussi des plus concluantes.

Ce choix exclusif de la paroi supérieure expose évidemment à sectionner des parties peu malades; mais que se propose-t-on d'obtenir par l'uréthrotomie? Un élargissement des points rétrécis du canal, une voie nouvelle, facile à parcourir, qui assure le libre écoulement de l'urine. Du reste, les rétrécissements qui nécessitent l'uréthrotomie, portent en général sur toute la circonférence du canal, et la possibilité de couper dans des tissus peu altérés n'existe même plus.

Le choix de la lame a aussi une grande importance; en effet, tandis qu'une lame trop large pourrait être dangereuse, une trop petite ne pourrait fournir une section assez étendue. Mais entre les dangers des grandes incisions et l'insuffisance des petites, il est un moyen terme qu'il convient d'adopter.

La lame dont on s'est servi dans la très-grande majorité de nos observations, mesurait 7 1/3 millimètres.

On peut lire, dans nos observations, qu'une fois au moins on s'est servi de la lame n° 21, mais c'est uniquement par mégarde et la lame 23 est celle qui a été généralement employée. Nous devons ajouter que, dans certains cas, on a fait une section complémentaire avec

(1) Tillaux, Loc. cit., p. 89.
(2) Bracou. Thèse de Paris, 1863.

l'instrument de Civiale, mais ce fait est exceptionnel, la première opération étant en général suffisante.

On a décrit bien des fois le manuel opératoire de l'uréthrotomie interne, aussi n'avons nous pas l'intention de traiter à fond cette partie de notre sujet. Nous voulons en parler cependant, car, à côté des divers temps de l'opération, introduction de la bougie et du conducteur, section du rétrécissement, sonde à demeure, se pressent une foule de petits procédés insignifiants en apparence, mais qui assurent souvent le succès.

Par une longue pratique, en effet, la façon d'agir se modifie, se perfectionne, les chances de réussite se multiplient, aussi avons-nous cru devoir rapporter ici brièvement ce que nous avons vu faire.

Lorsqu'un malade, porteur d'un rétrécissement, se présente à l'hôpital, on commence par l'interroger avec soin sur ses antécédents, sur les causes probables de sa maladie; on note les accidents qu'elle a déterminés, les divers modes de traitement qui ont pu être institués, on insiste sur la fièvre et l'état des reins. Bien des malades, en effet, sont atteints de néphrites latentes, qu'une intervention prématurée pourrait rapidement aggraver : ils ne se plaignent souvent guère de douleurs de ce côté, les accès de fièvre qu'ils ont eus les ont peu frappés; mais il ne faut pas s'en tenir là, et si l'on interroge la région rénale, si l'on fait l'examen soit qualitatif, soit quantitatif des urines, on trouve des signes non douteux d'une altération profonde de l'organe sécréteur. Que faire alors? Ne pas s'occuper du canal à moins d'indications urgentes et traiter la néphrite.

Mais il est évident, et c'est un point sur lequel nous

avons déjà insisté, que si les accidents rénaux sont sous la dépendance directe du rétrécissement, s'il y a rétention et stagnation d'urine, la première chose à faire est de rétablir rapidement le cours des urines. Tous les chirurgiens sont d'accord sur ce point, mais nous avons tenu à présenter ces réserves pour bien montrer que nous ne sommes pas partisans de l'uréthrotomie quand même, et qu'il existe une classe de malades chez lesquels l'opération pourrait être tentée, mais au prix de dangers qu'on n'aura peut-être pas à craindre plus tard.

.Ces premiers points établis, dès que le malade est un peu acclimaté, on passe à l'exploration de l'urèthre. On se sert, pour cela, de bougies à boule, instruments précieux de diagnostic qui permettent d'établir, d'une façon certaine, l'état du canal.

Si aucun explorateur n'a pu pénétrer, on prend une bougie fine et on tâche de l'introduire. Passe-t-elle facilement? on la laisse pendant quelques minutes, et les jours suivants on pourra en passer de plus en plus volumineuses ; c'est le premier pas de la dilatation progressive.

Si au contraire on éprouve quelques difficultés à franchir le rétrécissement, que le canal soit étroit, tortueux, on prend une bougie contournée à son extrémité, soit en spirale, soit en baïonnette et maintenue dans la forme désirée par une légère couche de collodion.

M. Guyon a justement insisté sur cette pratique, dans ses éléments de chirurgie clinique (1) ; nous y renvoyons le lecteur.

Notre collègue et ami Martin a, l'année dernière,

(1) Guyon. Eléments de chirurgie clinique, 1873.

repris la question et lui a consacré un long chapitre de sa thèse inaugurale (1).

Dès qu'on a franchi le rétrécissement, la petite bougie est fixée à demeure et constitue encore la première étape de la dilatation. On la laisse deux, trois, quatre jours, si elle ne détermine pas d'accidents; elle est alors retirée, la voie s'est élargie et l'on peut facilement passer un numéro plus élevé.

Il faut donc toujours tenter la dilatation, quitte à recourir à l'uréthrotomie s'il survient des indications spéciales, si la dilatation est infructueuse, si elle détermine des accidents.

Mais si au lieu de se trouver en présence de cas simples comme ceux dont nous venons de parler, on a affaire à des rétrécissements péniens, traumatiques, qui, de l'aveu de tous, sont en général réfractaires à la dilatation, on pourra encore essayer de cette dernière; l'uréthrotomie viendra plus tard s'il y a lieu.

Les cathétérismes qui précèdent en général l'opération n'ont pas, on le voit, pour but d'émousser la sensibilité de l'urèthre, comme l'avaient conseillé quelques chirurgiens; ils n'ont pas non plus pour but spécial d'élargir le canal afin de permettre l'introduction des uréthrotomes qui coupent d'arrière en avant, ce qu'étaient forcés de faire, Civiale et les partisans de sa méthode.

C'est simplement pour juger la possibilité ou la non-possibilité de la dilatation.

Aujourd'hui, en effet, que nous possédons des instruments à conducteur assez mince pour être d'emblée applicables à la très-grande majorité des cas, cette dila-

(1) Martin. Loc. cit.

tation antérieure, obligatoire avec les vieux instruments, est devenue inutile.

Aussi quand on se trouve en présence de cas graves, cas réclamant une intervention immédiate, on est en mesure d'agir rapidement et il n'est plus nécessaire de recourir à l'uréthrotomie externe.

M. Gosselin préconise les boissons émollientes en assez grande quantité dans les jours qui précèdent l'opération; il a pour but d'augmenter les parties aqueuses de l'urine et de rendre ses principes moins toxiques.

On peut aussi avec avantage administrer un lavement ou un purgatif léger la veille de l'opération ; on est ainsi assuré que les efforts de défécation ne viendront pas tourmenter la plaie uréthrale et risquer de déplacer la sonde à demeure.

Il est une autre condition de succès que nous n'avons guère vue indiquer nulle part; c'est celle de forcer les malades à garder le lit pendant les cinq ou six jours qui suivent l'opération. Nous avons vu survenir des accidents chez des malades indociles, et bien des accès de fièvre urineuse après l'uréthrotomie ne reconnaissent pas d'autre cause que le refroidissement. Le malade qui fait le sujet de l'observation XII en est un exemple frappant.

Nous pourrions citer une foule d'exemples d'opérations pratiquées sur les voies urinaires, et à la suite desquelles le refroidissement a été le point de départ de graves complications.

Aussi convient-il de garder les malades au repos le plus absolu ; même après l'enlèvement de la sonde à demeure, ils doivent rester dans leur lit. Les précautions à prendre peuvent donc se résumer ainsi : forcer les opé-

rés à garder le lit pendant les cinq ou six premiers jours,
les soustraire à toute cause de refroidissement, mettre
comme nous l'avons vu faire des cataplasmes laudanisés
sur le bas-ventre et le périnée.

Mais il faut le dire, ces précautions doivent surtout
être prises après l'opération ; elles ont dans les quelques
jours qui suivent une importance capitale, et le succès
en dépend bien des fois.

Opération. — Le malade étant couché dans son lit, les
cuisses écartées, les jambes demi-fléchies, le chirurgien
introduit dans le canal, la bougie à armature métallique
destinée à guider à sa suite le conducteur de l'uréthrotome.

Il s'assure que la bougie joue librement dans le canal,
qu'il n'est point engagé dans une fausse route, ou que la
bougie ne s'est pas repliée : avec un peu d'habitude on
distingue parfaitement la sensation de vide donnée à la
main par la bougie qui a pénétré dans la vessie.

Pour plus de sûreté, du reste, et c'est un point que
M. Guyon ne manque jamais de mettre en pratique, on
n'a qu'à visser sur l'armature de la bougie, la longue
tige métallique qui doit servir plus tard à l'introduction
de la sonde à bout coupé que l'on laissera à demeure.

On pousse alors celle-ci lentement, jusqu'au niveau
des bourses à peu près : la bougie chassée devant la tige
comme elle le sera tout à l'heure par le conducteur, se
replie dans la vessie sans donner la moindre sensation de
résistance. Convaincu alors qu'il est dans la bonne voie,
le chirurgien n'a plus qu'à retirer la tige métallique et à
la remplacer par le conducteur.

Ces détails peuvent paraître superflus, mais nous sommes convaincu que si l'on avait toujours procédé avec la même prudence, bien des accidents ne figureraient pas à l'actif de l'uréthrotomie interne.

M. Guyon a fait ajouter à la grosse extrémité de la bougie conductrice, une petite tige de baleine longue de quelques centimètres qui, fixée dans la douille métallique, va peu à peu en s'amincissant. On évite ainsi le passage brusque de la rigidité du conducteur à la souplesse de la bougie, et on ne risque pas de voir cette dernière se replier devant le conducteur.

Le conducteur est vissé solidement à l'extrémité de la bougie, et, après l'avoir huilé, on procède à son introduction ; celle-ci doit se faire lentement, avec précaution ; si l'on est arrêté vers la portion prostatique le doigt introduit dans le rectum pourra devenir un utile adjuvant.

Mais règle générale, si l'on éprouve de la difficulté, si le conducteur est trop serré par le rétrécissement, il faut ajourner l'opération.

Bien souvent nous avons vu M. Guyon remettre à plus tard une opération qu'il avait annoncée et qu'il comptait pratiquer.

On n'a dans cette alternative qu'à dévisser le conducteur et à fixer à demeure la petite bougie armée ; le lendemain, le soir même le conducteur passera avec facilité et l'on pourra achever l'opération.

Il est facile de comprendre, en effet, que nulle violence ne doit être employée ; ce n'est qu'à ce prix que la petite bougie flexible pourra introduire à sa suite le conducteur cannelé.

Celui-ci une fois introduit et jouant librement dans l'urèthre, un aide le saisit par l'anneau qui se trouve au-dessous de son extrémité libre et le tient solidement en place ; le chirurgien introduit alors la lame dans la cannelure, et, tendant fortement la verge en haut et en avant pour déplisser la muqueuse, et bien appliquer la paroi inférieure de l'urèthre contre le conducteur, il fait avancer la lame.

Celle-ci chemine librement sans aucune résistance jusqu'à ce qu'elle a atteint les portions rétrécies ; qui résistent plus ou moins selon la nature du rétrécissement. Leur section se fait cependant sans difficulté, et on n'a plus qu'à retirer la lame. — Il faut bien se garder de la faire aller et venir, de jouer du violon dans l'urèthre comme on l'a dit ; on s'exposerait à faire des sections multiples et il en résulterait des accidents.

On n'a à ce moment qu'à retirer le conducteur et à le remplacer par la longue tige ; celle-ci étant maintenue verticalement, on glisse sur elle une sonde à bout coupé. Dès que cette dernière est parvenue dans la vessie, on retire la tige et la bougie, puis on laisse écouler l'urine qui peut se trouver dans la vessie.

On fixe solidement cette sonde et on la laisse de préférence ouverte dans l'urinoire.

De la sonde à demeure. Nous ne voulons pas reprendre complètement la question de la sonde à demeure ; qu'il nous suffise de dire que dès 1858. Civiale conseillait son emploi (1). — La thèse de M. St-Germain en 1861 venait à l'appui de la pratique de Civiale et dès lors les chirurgiens l'ont généralement adoptée. Quelques-uns cependant, ont émis alors des doutes sur son efficacité ; ils considéraient la sonde comme un corps étranger, irritant la plaie, la forçant à suppurer et donnant forcément une cicatrice épaisse et rétractile. Reybard a été l'un des principaux défenseurs de cette opinion.

Aujourd'hui l'usage de la sonde à demeure n'est plus discuté, mais il est quelques points sur lesquels nous désirons attirer l'attention.

Le volume de la sonde dont on se sert à une importance considérable ; on serait tenté d'employer de grosses sondes, mieux vaut en mettre de relativement petites. En effet, aussi grosse que soit la sonde employée, elle ne peut remplir complètement le col vésical ; elle jouera toujours librement dans cette partie du canal, aussi serrée qu'elle soit dans les autres points.

Si cette sonde vient alors à se boucher, et que la vessie fasse effort pour expulser l'urine qu'elle contient, celle-ci s'engagera naturellement entre le col et la sonde, cheminera peu à peu le long de l'urèthre jusqu'au niveau du point où aura porté la section et là ne pouvant passer facilement elle s'infiltrera dans les tissus.

Si au contraire, on a mis une petite sonde, jouant librement dans l'urèthre et que les mêmes circonstances sollicitent l'urine à couler entre la sonde et le canal, on n'aura point à redouter l'infiltration ; en effet, la sonde n'est pas plus serrée au niveau de la section que dans les parties saines, l'urine pourra donc passer librement entr'elle et la paroi de l'urèthre, il y aura simple contact et non pénétration.

Rien en effet ne forcera l'urine à s'insinuer dans les

tissus, elle prendra la voie la plus facile, celle qu'on lui a ménagée en cas d'accident.

On ne cherche pas en effet à dilater, à façonner le canal, a écarter les lèvres de l'incision qui a été faite ; on met seulement une sonde qui peut protéger la plaie contre le contact de l'urine ou plutôt qui permet le repos du canal pendant les premières heures qui suivent l'opération.

On doit se servir de sondes à bout coupé, à deux yeux ; on courrait sans cela le risque de les voir se boucher, et l'urine s'engageant entre elles et la paroi uréthrale, on perdrait du coup les bénéfices qu'elle procure.

Il faut laisser la sonde ouverte dans l'urinoir, la vessie n'arrive pas ainsi à se distendre, à forcer sur le col, et toute l'urine passe bien par la sonde.

Celle-ci peut être enlevée en général le lendemain de l'opération ; quelques chirurgiens la laissent pendant trente-six ou quarante-huit heures mais vingt-quatre heures nous ont toujours paru suffisantes.

Nous devons ajouter que le malade doit être l'objet d'une surveillance continuelle et que si l'urine ne coule pas goutte à goutte, d'une façon incessante, il faut par quelques injections d'eau tiède débarrasser la sonde des mucosités qui ont pu s'y accumuler.

Traitement consécutif. On vient de retirer la sonde à demeure, les malades urinent librement à plein canal, et sont tentés de se croire définitivement guéris.

Il n'en est rien malheureusement et s'ils étaient abandonnés à eux-mêmes, on ne tarderait pas à les voir revenir pour la plupart du moins en pleine récidive.

L'uréthrotomie interne, en effet, pas plus que les autres méthodes, ses rivales, ne met à l'abri de la récidive. Elle n'a pas la prétention de guérir, mais seulement et c'est beaucoup de mettre les malades en mesure de développer ou d'entretenir le degré d'élargissement qu'elle leur a procuré.

Que faut-il donc faire? Sonder les malades, les apprendre à se sonder eux-mêmes, c'est à ce prix seulement que leur guérison pourra demeurer durable.

Cette question du cathétérisme consécutif a vivement préoccupé les chirurgiens. Reybard en faisait presque la condition du succès; aussi, dès le lendemain de l'opération, passait-il dans l'urèthre de gros cathéters destinés à tenir écartées les lèvres de la section qu'il avait faite.

D'autres, au contraire, voyant le passage facile de sondes assez grosses après l'uréthrotomie et la facilité avec laquelle pissent les malades, ont soutenu que le cathétérisme consécutif était inutile, qu'on tourmentait inutilement la cicatrice, et qu'on augmentait d'autant les chances de récidive.

Ces deux opinions exclusives ont l'une et l'autre leurs inconvénients, et si, par ses manœuvres prématurées de dilatation, Reybard a pu déterminer des accidents, l'inaction des autres les a rendus responsables de nombreuses récidives. Les faits sont nombreux à l'appui de ce dire, et on n'a qu'à jeter les yeux sur nos observations pour voir que toutes les récidives qui s'y trouvent relatées sont survenues chez des malades qui ne s'étaient pas sondés, et aussi bien après la dilatation simple qu'après la divulsion ou l'uréthrotomie.

Ceux, au contraire, qui ont fait un usage régulier de la sonde, sont demeurés guéris et ont conservé les bénéfices qu'ils avaient retirés de l'opération.

Il faut donc sonder les malades, les engager à se sonder eux-mêmes quand ils ne sont plus sous la direction du chirurgien.

L'époque à laquelle il convient de commencer le cathétérisme, varie un peu selon les cas et surtout selon la nature des rétrécissements. Mais, ce qu'il importe surtout, c'est d'opérer sur une cicatrice déjà faite, non susceptible d'irritation ; il faut pour cela attendre une quinzaine de jours environ.

En commençant plus tôt, le sondage est douloureux, ou déchire la cicatrice, on retarde sa formation, et l'on peut déterminer des accès de fièvre.

Attendre quinze jours est la moyenne ordinaire, mais il est des cas, exceptionnels, à la vérité, dans lesquels on ne doit pas dépasser cette limite, plutôt même la devancer de quelques jours. Nous voulons parler des cas dans lesquels on a affaire à des rétrécissements péniens ou traumatiques, très-durs, de vieille date et plusieurs fois opérés.

En attendant trop longtemps, on s'exposerait à perdre une partie du terrain gagné, et on ne pourrait le reconquérir qu'au prix d'une dilatation véritable.

Dans tous les autres cas, il vaut mieux attendre un peu plus que devancer ce terme moyen de quinze jours.

Le cathétérisme doit être pratiqué avec les plus grands ménagements; il faut se servir d'abord de sondes de petit calibre, qui puissent facilement passer dans l'urèthre et ne risquent pas de trop distendre ou de déchirer la nouvelle cicatrice. C'est graduellement et à mesure que celle-ci prendra de la consistance, qu'on en viendra à des numéros plus élevés; les n°ˢ 18 et 19 sont la moyenne ordinaire que l'on doit attendre avant de livrer les malades à eux-mêmes.

Si la dilatation se fait difficilement, si les rétrécissements sont durs et anciens, on recourra aux cathéters Beniqué; ceux-ci, en effet, bien mieux que les bougies ordinaires, permettront de dilater rapidement le canal. Nous les avons toujours vus employés avec succès dans les circonstances que nous venons de signaler.

Nous devons ajouter que dans certains cas de rétrécissements péniens, très-résistants, nous avons vu employer des sondes droites, en étain, et graduées de la même façon que les cathéters Beniqué. On se trouve bien, il est même indispensable, chez quelques malades, de se servir de ces instruments; on ne les enfonce que jusqu'à la racine de la verge, c'est-à-dire jusqu'au delà du principal rétrécissement; on les retire alors, et on pousse une bougie ordinaire jusque dans les parties profondes du canal.

CONCLUSIONS.

I. L'uréthrotomie interne n'est pas une opération grave; elle s'est, au contraire, comportée avec une bénignité surprenante dans les cas nombreux sur lesquels est basé ce travail.

II. L'uréthrotomie interne est appelée à jouer un grand rôle dans le traitement de certains rétrécissements de l'urèthre. Elle devient dans plusieurs circonstances une véritable opération d'urgence et remplace avantageusement la dilatation quand celle-ci est reconnue impuissante ou dangereuse.

III. L'uréthrotomie interne doit être pratiquée suivant des règles précises, à ce prix seulement elle peut donner de bons résultats.

IV. L'uréthrotomie interne n'a pas la prétention de donner une guérison radicale, mais seulement, et c'est beaucoup, de mettre les malades en mesure d'entretenir et de développer par le cathétérisme le degré de dilatation qu'elle leur a procuré.

V. L'uréthrotomie interne permet d'obtenir ces résulsultats dans des cas difficiles où d'autres méthodes ont échoué ou ne peuvent être employées.

————————

Martinet.   4

OBSERVATIONS.

Obs. I. — Rétrécissement de l'urèthre. Tentatives de dilatation. Fièvre. Cystite. Néphrite. Résorption urinaire. Uréthrotomie interne en pleine fièvre. Cessation rapide des accidents.

H., âgé de 29 ans, entre le 31 octobre 1874, salle Saint-Vincent, n° 14, à l'hôpital Necker.

Ce malade nous dit avoir eu plusieurs blennorrhagies. Depuis deux ans environ, il éprouve de grandes difficultés pour uriner.

Le 31 octobre. Exploration ; arrêts de tous les explorateurs en arrière des bourses,

On passe une bougie n° 6, que l'on retire immédiatement ; le malade urine avec peine.

Le 2 novembre. On place une bougie n° 5, à demeure.

Le 3. La bougie est tombée pendant la nuit, nous la replaçons le matin.

Le 4. Le malade a toujours sa bougie ; il urine plus facilement.

Le 7. Accès de fièvre très-intense, T. ax. 40. Les urines sont troubles et sanguinolentes ; le malade accuse des douleurs vives à la fin de la miction ; céphalalgie ; on retire la sonde (thé au rhum ; sulfate de quinine, 1 gramme).

Le 8. Fièvre encore ce matin ; le malade n'a pas dormi, il a eu des sueurs abondantes pendant toute la nuit.

Le 12. En présence des accidents déterminés par les tentatives de dilatation, M. Guyon se demande s'il ne vaudrait pas mieux pratiquer l'uréthrotomie interne.

Le 13. La fièvre continue ; ce matin T. ax. 39,9.

Le 14. C'est aujourd'hui qu'on devait pratiquer l'opération, mais on la retarde à cause de la fièvre. Les urines sont toujours alcalines, les épreintes à la fin de la miction sont persistantes.

Le 18. La température est toujours supérieure à 38 ; hier le malade a eu un très-violent accès de fièvre.

Aujourd'hui encore au moment de la visite, sa température axillaire est de 41,2 ; la miction est toujours difficile, il y a des phénomènes de résorption urineuse ; les urines sont alcalines.

Malgré ces divers accidents, M. Guyon pratique l'uréthrotomie interne ; une sonde n° 16 est placée à demeure. (Thé au rhum, sulfate de quinine). Le soir à 5 heures, le malade est beaucoup mieux ; la température s'est abaissée de 2 degrès. T. ax. 39.

Le 19. Le malade se trouve bien ; il n'a plus de fièvre. T. ax. 37,8. Nous retirons la sonde ; les urines sont toujours alcalines et contiennent une quantité considérable de pus.

Le 20. Ce matin : T. ax. 37,8. Le soir, sans cause appréciable, nouvel accès de fièvre. T. ax. 40.

Le 21. T. 39 ; soir : 38.

Le 22. T. 37. Urines belles, abondantes, et de plus franchement acides.

Le 29. Urines acides ; le malade se porte à merveille.

Le 5 décembre. On commence le cathétérisme consécutif; bougies n° 15 et 16.

Le 7. Bougies 16 et 17.

Le 9. Bougies 17 et 18.

Le 11. Bougies 18 et 19,

Le malade quitte l'hôpital, il se sondera avec une bougie n° 18, qui lui est remise.

Obs. II. — Rétrécissement de l'urèthre. Dilatation récidive. Tentatives de cathétérisme. Fausse route. Uréthrotomie interne. Guérison.

B., âgé de 58 ans, entré le 20 juin 1874, salle, St-Vincent n° 6, à l'hôpital Necker.

Ce malade a eu plusieurs blennorrhagies dans sa jeunesse ; il y a quinze ans environ, il a commencé à éprouver quelques difficultés à uriner ; les troubles de la miction augmentant de plus en plus, le malade entra à l'hôpital et fut traité par la dilatation; on conduisit celle-ci jusqu'au n° 16 de la filière Charrière.

Sorti de l'hôpital, B... ne se sonda pas régulièrement, voyant la dysurie reparaître, il essaya de passer une sonde, mais ne réussit qu'à se faire une fausse route.

Exploration. — Arrêt de l'explorateur n° 16, en arrière des bourses ; deux ressauts très-manifestes, l'un à la fosse naviculaire. l'autre vers le milieu de la portion pénienne de l'urèthre.

Arrêt de tous les explorateurs au même point ; la bougie n° 5 s'engage dans la fausse route en avant du rétrécissement, on sent très-bien la saillie qu'elle forme sous la peau. Toutes les bougies que l'on tente d'introduire s'engagent dans la fausse route ; léger écoulement de sang à la suite de ces tentatives.

Le 27 juin. Le malade est laissé au repos ; il n'a pas été touché depuis le jour de son entrée.

Le 6 juillet. On tente de modeler l'entrée du rétrécissement avec des bougies de cire, mais tous les essais sont infructueux.

Le 10. Le rétrécissement demeure infranchissable ; le canal saigne chaque fois que l'on introduit une bougie.

Le 17. On réussit à franchir le retrécissement avec une bougie n° 3, contournée en S, et collodionnée à son extrémité ; nous la fixons à demeure.

Le 18. Uréthrotomie interne ; (lame 23, sonde 16.) Il ne s'écoule pas une cuillerée à café de sang ; pas de fièvre, le soir T. ax. 37,5.

Le 19. Nous retirons la sonde à demeure ; le malade urine à plein canal ; pas la moindre élévation de température.

Le 20. Même état ; le malade pisse sans la moindre cuisson.

De 1er août. M. Guyon passe une bougie n° 16.

Le 3. Bougie n° 16.

Le 6. Bougies 17 et 18.

Le 12. Le malade se sonde lui-même, et se passe facilement un n° 18 ; il quitte l'hôpital.

Le 30 juin 1875. Nous recevons une lettre du malade, qui nous annonce la persistance de sa guérison ; il a continué à se sonder avec la sonde qui lui avait été remise.

Le 29 avril 1876. Nous apprenons aujourd'hui que la guérison de B... ne s est pas démentie ; il n'a pas cessé de se sonder avec la bougie 18.

Obs. III. — Vieux rétrécissement. Dilatation en 1872. Récidive. Uréthrotomie interne. Guérison.

D..., âgé de 51 ans, entré salle St-Vincent, n° 21, le 7 janvier 1874.

Ce malade nous apprend que, depuis longtemps, il a de la difficulté pour uriner ; il était déjà venu en 1872 dans le service de M. Guyon, et y avait été soigné par la dilatation, qu'on n'avait pu conduire qu'à un très-faible point. L'uréthrotomie interne lui fut proposée, mais le malade ayant demandé à sortir quelques jours avant l'opération, ne revint pas comme il l'avait promis.

Ce n'est que deux ans plus tard qu'il se décida à revenir, après avoir de nouveau perdu le peu qu'on avait gagné dans les tentatives de dilatation.

Le malade est pâle, amaigri; il a de temps en temps des accès de fièvre, de l'incontinence d'urine; les urines sont troubles et chargées de muco-pus; réaction alcaline très-prononcée.

L'explorateur 20, s'arrête au niveau des bourses.

Le n° 12 s'arrête au même point.

Le n° 8 franchit cet obstacle, mais se trouve lui-même arrêté.

Il est impossible d'introduire aucune bougie; jusqu'au 29 janvier, tentatives diverses, mais infructueuses.

Une bougie fine à demi engagée dans le rétrécissement a déterminé un violent accès de fièvre,

Le 29 janvier. On réussit à entrer dans la vessie avec une fine bougie armée; on la fixe à demeure.

Le 30. M. Guyon tente l'uréthrotomie interne, mais jugeant le conducteur trop serré par le rétrécisement, il ajourne l'opération tomie et laisse la bougie à demeure.

Le 7 février. Ce matin le conducteur passe facilement. Uréthrotomie interne; sonde n° 16 à demeure; urines alcalines; le soir pas de fièvre.

Le 8. Nous retirons la sonde; urines claires; à peu près neutres; pas de fièvre.

Le 9. Les urines sont presque claires et légèrement acides.

Le 10. Urines franchement acides, tout à fait limpides.

Le 22. On sonde le malade pour la première fois, bougies n° 16.

Le 23. Bougies 16 et 17.

Le 25. Bougies 17 et 18; sonde Beniqué de 36 à 38; le malade quittte l'hôpital.

Le 19 avril 1875. Aujourd'hui quatorze mois après l'opération nous revoyons le malade; il s'est toujours porté à merveille depuis sa sortie de l'hôpital; de temps en temps, tous les quinze jours, il se sonde avec une bougie n° 18,

Le 1er juin 1875. Nous revoyons le malade dont l'excellent état se maintient.

Le 30 avril 1876. Le malade n'a point cessé de se sonder, il urine avec la plus grande facilité et passe toujours la bougie n° 18.

Le 7 mai 1876. Nous voyons aujourd'hui le malade, sa guérison est persistante.

Obs. IV. — Vieux rétrécissements. Tentatives multiples de dilatation.
Récidives. Uréthrotomie interne. Guérison.

M. D..., négociant, 54 ans. Chaude-pisse en 1842, traitée par
M. Ricord et persistant plus d'une année.

Dix ans après, sans motif appréciable, rétention d'urine, qui
cède aux émollients et au repos. La miction devient de moins en
moins facile.

En 1859, un médecin esssaye de pratiquer le cathétérisme,
mais ne réussit qu'à déterminer une abondante hémorrhagie; un
autre médecin emploie la dilatation forcée, mais il survient à la
suite une infiltration d'urine et finalement des fistules scrotales.

En 1861, M. D... vient à Paris où il est traité par MM. les
Dr Puche et Cullerier, qui constatent l'existence de rétrécissements uréthraux et de fistules scrotales; ils emploient, comme
traitement, la cautérisation des trajets fistuleux conjointement
avec la dilatation progressive.

Les fistules se cicatrisent, laissant dans le scrotum des indurations que l'on perçoit encore facilement.

M. D... se passe régulièrement des bougies de gomme, mais,
malgré ce soin, il constate que le calibre de son canal se rétrécit
graduellement, de sorte que, en 1869, il ne peut plus passer le
n° 10. A partir de cette époque, il éprouve fréquemment des douleurs lombaires, des accès de fièvre ; ses urines déposent et sont
alcalines, il a presque habituellement de la diarrhée; il s'amai-
grit et perd ses forces. Les années 1870, 1871, 1872 et 1873 se
passent ainsi.

Le 11 avril 1874, M. Guyon, appelé auprès du malade, constate
des rétrécissements multiples, qui se laissent cependant franchir
par l'explorateur n° 8 qu'il ne peut cependant conduire que jusqu'à la région prostatique.

M, Guyon propose l'uréthrotomie interne; mais M. D..., avant
de s'y résoudre, demande qu'on essaie de la dilatation qui lui a
déjà réussi.

Du 11 avril au 25 mai, on n'a pu parvenir que jusqu'au n° 12,
sans pouvoir le dépasser. L'opération est acceptée, et pratiquée
le 2 juin. Une sonde n° 17 est mise à demeure, et séjourne
30 heures environ dans le canal.

Le 4 juin, douze heures environ après le retrait de la sonde, accès de fièvre de moyenne intensité.

19 juin. — M. Guyon passe la bougie n° 15. Puis, éprouvant quelque difficulté à passer les numéros élevés, à cause de la dureté du canal, il emploie les cathéters Béniqué et arrive bientôt à passer le n° 40. Cette dilatation s'effectue sans l'ombre d'un accident. M. D..., sur le conseil de M. Guyon, devra se passer deux fois par semaine des cathéters rectilignes de 15 centimètres de long, pour maintenir en état le calibre de la portion pénienne siége des rétrécissements.

Novembre 1874. — M. D... passe facilement le n° 40. Il urine très-bien, le jet est gros, les urines sont claires et ne déposent pas; il n'éprouve plus d'envies fréquentes d'uriner. La diarrhée et les douleurs rénales ont complètement cessé; en un mot, il est en parfait état.

Mai 1876. — M. D..., dont nous avions déjà eu des nouvelles en 1875 par son frère, qui est médecin, continue à se sonder avec le cathéter n° 40. Son excellent état général se maintient.

Obs. V. — Rétrécissements. Uréthrotomie en 1863. Récidive en 1873. Nouvelle uréthrotomie. Guérison.

S..., âgé de 36 ans, entré le 29 mars 1873, salle Saint Vincent, N° 7.

Ce malade a été uréthrotomisé en 1863 par M. Maisonneuve. L'opération, tout en rétablissant le cours des urines, permit de constater l'existence d'un calcul vésical, qui fut traité par la lithotritie.

Il ne s'est pas sondé depuis cette époque, et, en avril 1873, la récidive est complète. Il a des accès de fièvre, des douleurs lombaires. On sent la dilatation, mais elle demeure limitée et on pratique l'uréthrotomie.

L'état général du malade devient beaucoup meilleur ; on fait le cathétérisme consécutif, et, le 12 mai, il quitte l'hôpital, emportant une sonde n° 16 avec laquelle il entretiendra son canal.

Le 21 novembre 1874, le malade revient à Necker, se croyant de nouveau porteur d'un calcul vésical. Il nous dit avoir cessé de se sonder depuis trois mois environ ; sa bougie était en mauvais état, et il ne l'avait pas remplacée.

Nous passons facilement un explorateur n° 16, et explorons sa vessie avec la sonde de Thompson.

Obs. VI. — Rétrécissement de l'urèthre. Tentatives de dilatation. Dilatation limitée. Uréthrotomie interne. Guérison.

R..., âgé de 60 ans, entré le 21 avril 1874, salle Saint-Vincent, n° 10.

Ce malade a eu plusieurs blennorrhagies dans sa jeunesse. Depuis de longues années, il avait un jet très-petit mais n'en souffrait nullement, lorsque, il y a six semaines, il a uriné du sang en assez grande quantité, à la suite d'un excès de boisson.

Exploration. — Arrêt de toutes les bougies à boule en avant du scrotum ; on trouve une induration du canal, très-manifeste à ce niveau.

Une bougie n° 6 pénètre dans la vessie.

On compte pouvoir le dilater, mais il est absolument impossible de dépasser le n° 10.

On pratique l'uréthrotomie interne ; lame 23, sonde n° 16. Pas la moindre fièvre. Le malade quitte l'hôpital à la fin de mai ; se sondant lui-même avec une bougie n° 19.

10 juillet. — Nous revoyons le malade, il urine à merveille ; nous passons les bougies n°s 18 et 19.

3 août 1874. — Le malade revient nous faire constater l'état de son canal. — Bougies n°s 18 et 19.

1er septembre 1874. — On passe également les bougies n°s 18 et 19.

3 octobre. — Pas de sondage pendant le mois qui vient de s'écouler. Le n° 19 entre avec la plus grande facilité.

1er Décembre 1874. — Le malade revient nous faire constater que sa guérison persiste et se sonde devant nous avec une bougie n° 19.

30 juin 1875. — Nous revoyons aujourd'hui le malade ; il s'est sondé de temps en temps depuis l'année dernière. Un explorateur n° 18 et une bougie n° 19 parviennent facilement jusque dans la vessie.

12 mai 1876. — Nous revoyons aujourd'hui le malade. M. Guyon le sonde avec une bougie n° 18, qui n'est nullement serrée.

Obs. VII. — Rétrécissements de l'urèthre. Tentatives de dilatation. Dilatation bornée. Uréthrotomie interne. Guérison.

C..., âgé de 47 ans, entré le 9 juillet 1874, salle Saint-Vincent, n° 13.

Deux blennorrhagies, dont une de très longue durée. — Difficulté d'uriner depuis trois ans environ.

Exploration.. — Toutes les bougies à boule jusqu'au n° 10 sont arrêtées à la racine de la verge.

Le n° 10 franchit ce premier obstacle, mais s'arrête au milieu de la portion scrotale.

Une bougie n° 4 peut seule franchir tous les rétrécissements et parvenir jusque dans la vessie. On tente la dilatation.

Jusqu'au 11 août, on n'a pas pu atteindre le n° 10.

M. Guyon propose au malade l'uréthrotomie interne ; celle-ci est pratiquée le 14 août.

15 août. — Nous retirons la sonde à demeure. Le malade a abondamment uriné, mais accuse un peu de fièvre.

Température axillaire : 39, 4 ; soir : 39. — (Thé au rhum, sulfate de quinine.)

16 août. Le malade est mieux ce matin. — T. ax. 38, 4.

Le 28. — M. Guyon sonde le malade pour la première fois. — Bougies n°s 15 et 16.

Le 31. — Bougies n°s 16 et 17.

2 septembre. — Bougies n°s 17 et 18.

Le 7. — Le malade sort, passant un n° 20.

Octobre 1875. — La guérison du malade est persistante.

Obs. VIII — Vieux rétrécissement de l'urèthre. Dilatation progressive. Récidive rapide. Abcès urineux. Uréthrotomie par Civiale. Récidive. Nouvelle uréthrotomie. Guérison.

F..., âgé de 51 ans, entré salle Saint-Vincent, n° 3, le 26 mars 1874.

Ce malade a eu plusieurs blennorrhagies. En 1851, il entre dans le service de M. Voillemier, qui lui fait de la dilatation progressive. Quelque temps après, il voit survenir un abcès urineux, et s'adresse à Civiale qui lui pratique l'uréthrotomie.

Depuis cette époque il ne s'est jamais sondé, et c'est en 1871 seulement que les accidents de dysurie reparaissent..

26 mars 1874. — L'explorateur n° 18 s'arrête en arrière des bourses, en ayant fait constater trois ou quatre ressauts dans la portion pénienne. L'explorateur n° 12 est arrêté au même point.

Le n° 8 arrive jusqu'au bulbe, mais ne peut aller plus loin. — Bougie n° 5.

Le 28. — Bougie n° 5 ; on la fixe à demeure.

En raison du nombre des rétrécissements, de l'ancienneté de la maladie, et de la dureté du canal, M. Guyon propose l'uréthrotomie.

4 avril. — Uréthrotomie interne. — Lame 23 ; sonde n° 17 à demeure. — C'est à peine si les premières gouttes d'urine sont colorées par le sang. — Pas de fièvre.

Le 5. — Nous retirons la sonde; légère élévation de température dans l'après-midi. — T. ax. : 38°.

Le 6. — Le malade est bien. — Pas de fièvre.

Le 7. — Accès de fièvre. — T. ax. : 39, 7.

Le 8. — Apyrexie complète. — Le malade va bien.

Le 17. — On sonde le malade pour la première fois. — Bougie n° 16.

Le 18. — Bougies n°s 16 et 17. — Le canal est très-dur.

Le 20. — On a recours aux cathéters Béniqué, et nous passons successivement les n°s 34, 35, 36.

Le 22. — Cathéters Béniqué n°s 35, 36, 37.

Le malade quitte l'hôpital.

14 juillet. — Nous revoyons le malade et lui passons facilement les Béniqué 36, 37, 38.

1er août. — Nous sondons le malade avec le n° 38 de la série Béniqué.

4 juin 1875. — Nous recevons aujourd'hui, quinze mois après l'uréthrotomie, une lettre du malade. Il nous dit avoir scrupuleusement observé les recommandations qui lui avaient été faites ; aussi se sonde-t-il facilement avec une bougie n° 18.

30 avril 1876. — Le malade est actuellement atteint d'une hémiplégie du côté gauche, mais son canal ne s'est pas rétréci.

Obs. IX. — Rétrécissement. Vieille infiltration d'urine. Fistules urinaires. Uréthrotomie interne. Guérison rapide des fistules. Guérison persistante.

D,.., âgé de 46 ans, entré le 12 novembre 1874 salle Saint-Vincent, n° 22.

Ce malade a eu plusieurs blennorrhagies dans sa jeunesse, et éprouve de la difficulté pour uriner depuis cinq ou six ans environ.

Au mois d'avril dernier, le périnée s'est gonflé, est devenu douloureux, et a, finalement, par une ouverture spontanée, donné passage à une quantité de pus et d'urine.

Le gonflement a, en partie, disparu ; mais une bonne partie de l'urine a continué de passer par la plaie, qui ne s'est point cicatrisée.

Nous constatons une induration considérable de tout le périnée et deux fistules par lesquelles coule incessamment une .urine séro-purulente.

Exploration. — Tous les explorateurs sont arrêtés en arrière des bourses, avec ressauts dans la région pénienne.

Une bougie n° 5 pénètre jusque dans la vessie. Le malade urine partie par le méat, partie par ses fistules.

14 novembre. — M. Guyon passe une bougie n° 6; mais, comme le rétrécissement est très-dur, et aussi à cause des fistules, il pense qu'il sera nécessaire de recourir à l'uréthrotomie. On continue, mais sans succès, la dilatation jusqu'au 20 novembre.

Le 21. — Uréthrotomie interne (lame 23, sonde 16).

Pas de sang : pas de fièvre.

Soir. — Depuis l'opération et la présence de la sonde à demeure dans le canal, l'urine n'a plus coulé par les fistules. — Pas de fièvre.

Le 22 . — T. ax. : 37, 2.

Soir. — Nous retirons la sonde à demeure.

Le 23. — Le malade est très-bien ; l'urine n'a plus coulé par les' fistules, les parties indurées semblent diminuer de consistance et d'épaisseur ; l'orifice des fistules se rétrécit peu à peu.

Le 25. — Même état.

2 décembre. — On sonde le malade pour la première fois. — Bougies n°s 16 et 17. — Les fistules sont tout à fait cicatrisées ; les

indurations qui les entouraient ont presque totalement disparu.

Le 4. — Bougies n°s 17 et 18.

Le 15. — Bougies n°s 18 et 19. Le malade demande à sortir ; nous lui remettons une bougie n° 18, avec laquelle il se sondera.

1er juin 1875. — Nous recevons une lettre du malade qui nous dit se porter à merveille ; non content de se sonder avec la bougie n° 18 qui lui avait été remise, il s'est procuré un n° 19 avec lequel il se sonde une fois par semaine.

10 mai 1876. — Nous recevons une lettre du malade, qui nous dit se porter à merveille. — Il continue à se sonder avec le n° 19.

Obs. X. — Rétrécissement. Infiltration d'urine. Uréthrotomie interne. Commencement de récidive.

B..., âgé de 57 ans, entré le 1er août 1874, salle Saint-Vincent, n° 8.

Ce malade, porteur d'un rétrécissement, se présente à l'hôpital avec une infiltration d'urine très-étendue. M. Guyon fait l'incision médiane, et évacue une quantité considérable d'urine et de pus.

3 août. — Le malade pisse surtout par la plaie ; il passe à peine quelques gouttes d'urine par le méat.

Le 4. — La plaie s'étant en grande partie refermée, nous introduisons le doigt pour en écarter les bords et assurer le libre passage de l'urine.

Quelques instants après, il se fait une hémorrhagie abondante, à laquelle le tamponnement de la plaie peut seul mettre fin.

Le 7. — Le périnée a beaucoup diminué, mais l'incision donne toujours passage à la majeure partie des urines.

1er septembre. — toute trace d'inflammation a disparu du côté du scrotum et du périnée ; mais la fistule persiste, et il reste autour d'elle une zone indurée,

Le 2. — M. Guyon pratique l'uréthrotomie interne (lame 23, sonde n° 16). — Pas de fièvre.

Le 3. — Nous retirons la sonde ; le malade pisse sans douleur.

Le 7. — Depuis hier, il ne s'est plus écoulé d'urine par le périnée.

Le 12. — Le mieux continue ; la plaie périnéale est presque complètement fermée. On sonde le malade pour la première fois. Bougie n° 15.

Le 14. — Bougies n°s 15 et 16.

Le 16. — Nous passons les bougies n°s 16 et 17.

Le 18. — Le malade demande à sortir; il reviendra, tous les deux jours se faire sonder à l'hôpital.

Mars 1875. — Le malade vient à la Pitié nous faire constater l'état de son canal; nous passons les Béniqué n°s 34 et 35.

6 mai 1876. — Nous recevons une lettre du malade qui nous dit avoir perdu un peu de terrain. Il se sonde avec un n° 12, par lequel il a remplacé la bougie qu'on lui avait donnée à sa sortie de l'hôpital.

Obs. XI. — Rétrécissement. Dilatation. Récidive. Tentative de dilatation.
Dilatation infructueuse. Uréthrotomie interne.

B..., âgé de 30 ans, entré le 22 septembre, salle Saint-Vincent, n° 14.

Ce malade a de la fièvre à son entrée; sa température est assez élevée. — (Thé au rhum, sulfate de quinine.)

Il nous apprend que, déjà en 1867, il a subi la dilatation à l'hôpital des Cliniques; il ne s'est pas sondé depuis cette époque, et la récidive s'est faite peu à peu. Il a de temps en temps des accès de fièvre.

A l'exploration, on constate plusieurs ressauts dans les portions pénienne et scrotale et un arrêt de tous les explorateurs dans la portion profonde du canal. Vaines tentatives avec les bougies en baïonnette en spirale, etc.

Le 24. Soir : en longeant la paroi supérieure du canal avec une bougie n° 4 courbée à son extrémité, nous nous sentons engagé mais sans pouvoir pénétrer ; une bougie n° 3 façonnée de la même manière, parvient jusque dans la vessie ; nous la fixons à demeure.

Le malade garde cette bougie jusqu'au 3 octobre ; on peut alors passer les bougies 7 et 8 ; mais il devient impossible de dépasser ce chiffre ; on continue néanmoins mais sans succès la dilatation jusqu'au 17 octobre.

Le rétrécissement est incisé ; pas de fièvre. T. ax. 37.

Le 18. Nous retirons la sonde ; le malade est bien, les urines sont limpides et abondantes. T. ax. 37,2 ; soir : T. ax. 37,6.

Le 19. Le malade urine bien, mais accuse un peu de cuisson

au moment du passage de l'urine. T. ax. 36.7 ; soir T. ax. 38,2. Nous sommes un peu surpris de cette ascension de la température; mais nous apprenons que le malade s'est levé dans la journée, malgré la défense expresse qui lui en avait été faite.

Le 20. T. ax. 37,2 ; soir : T. ax. 37,4.

Le 21. Le malade va bien, il urine à plein canal sans aucune douleur.

Le 29. M. Guyon sonde le malade pour la première fois et passe les bougies 16 et 17.

Le 31. Bougies 17.

Le 2 novembre. Bougie 18 ; le malade sort.

B... est revenu à différentes reprises dans le courant de novembre, nous l'avons sondé avec les bougies 18 et 19.

Le 26 juillet 1875. Nous recevons de nouvelles du malade, sa guérison est persistante.

Le 30 avril 1876. Le malade nous écrit qu'il a cessé de se sonder depuis le milieu de l'année dernière ; il affirme que le jet n'est point diminué et que c'est le bon état dans lequel il se trouvait, qui lui a fait oublier de se sonder.

Obs. XII. — Rétrécissement de l'urèthre. Rétention d'urine. Tentatives de dilatation. Uréthrotomie interne.

R... âgé de 32 ans, entré le 29 novembre 1874, salle Saint-Vincent, n° 6.

Ce malade urine depuis longtemps avec difficulté ; hier soir, à la suite d'un excès de boisson, il a été pris de rétention d'urine.

Il se présente à Necker, où nous réussissons à lui passer une bougie filiforme que nous fixons à demeure ; le malade pisse abondamment le long de sa sonde, et vide sa vessie qui remontait bien au dessus de l'ombilic.

Le 30 novembre. L'explorateur 21 est arrêté dans la fosse naviculaire, tous les autres viennent successivement s'arrêter en avant du bulbe ; on ne peut introduire aucune bougie dans la vessie.

Le 1er décembre. On introduit une bougie n° 5.

Le 12. Malgré le séjour de la sonde dans le canal, on n'a pu obtenir de dilatation, aussi M. Guyon pratique-t-il l'uréthrotomie interne. Lame 23 ; une sonde n° 16 est fixée à demeure.

Le 13. Pas de fièvre ; nous enlevons la sonde ; ce soir point de fièvre.

Le 14. Le matin, au moment de la visite, le malade a un grand frisson. T. ax. 40, (thé au rhum, sulfate de quinine). Le malade transpire abondamment, mais conserve une température élevée.

Le 15. Le malade est bien aujourd'hui. T. ax. 37,2.

Le 16. Le malade urine à gros jet, sans aucune douleur ; pas de fièvre.

Le 17. Le matin, le malade s'est levé malgré la défense qui lui en avait été faite ; il est pris d'un grand frisson presque immédiatement.

Le soir, la température est de 40,6. La fièvre ne tarde pas à tomber, et le lendemain au matin, le thermomètre ne marque plus que 37.

Le 25. M. Guyon passe les bougies 15 et 16.

Le 27. Bougies 16 et 17.

Le 28. Nᵒˢ 17 et 18.

Le 30. 18 et 19.

Obs. XIII. — Rétrécissement de l'urèthre. Dilatation progressive. Récidive. Dilatation limitée. Uréthrotomie interne.

V... âgé de 39 ans, entré le 12 octobre 1844, salle St-Vincent, nᵒ 6.

Ce malade a eu plusieurs blennorrhagies dans sa jeunesse ; les premières symptômes de dysurie remontent à 7 ou 8 ans. En 1870, le malade est admis dans le service de M. Verneuil, qui constate l'existence de retrécissements, et soumet le malade à la dilatation progressive. Celle-ci ne put être conduite aussi bien qu'on l'aurait désiré, et le malade quitta l'hôpital.

Il se présente à Necker le 12 octobre 1874, accusant de nouvelles difficultés pour uriner.

L'explorateur nᵒ 21 est conduit jusqu'à la racine de la verge où il se trouve arrêté brusquement ; le nᵒ 16 franchit ce premier obstacle, mais il est arrêté presque immédiatement ; tous les numéros inférieurs sont de même arrêtés.

Le 14. Bougie nᵒ 6.

Une bougie nᵒ 5 pénètre assez facilement.

Le 15. La bougie nᵒ 7 s'engage, mais ne peut pénétrer complètement.

Le 21. Jusqu'aujourd'hui on n'a pu rien gagner.

Le 24. La dilatation ne marchant décidément pas, M. Guyon pratique l'uréthrotomie interne ; lame 23, sonde n° 16. T. ax. 37,2 ; soir : 3,76.

Le 25. Nous enlevons la sonde à demeure. T. 27. Le malade a uriné abondamment sans aucune cuisson.

Le 26. Urine très-belle. T. ax. 37,6.

Le 27. Nous constatons un peu d'uréthrite du 7 au 11 novembre, on pratique les premiers cathétérismes ; toujours un peu d'uréthrite.

Le 12 novembre. Le testicule est ce matin un peu gonflé, et douloureux à la pression. Le malade nous dit avoir eu un accident analogue, lors de son premier traitement par la dilatation ; bains ; cataplasme, suspension du cathétérisme.

Le 14. La résolution est presque complète.

Le 18. Nous reprenons le cathétérisme ; bougies 16 et 17 ; l'uréthrite persiste.

Le 20. Sondes 17 et 18.

Le 22. 18 et 19.

Le 25. Le malade demande à quitter l'hôpital, il se sondera lui-même de temps en temps.

Nous revoyons le malade un mois après sa sortie ; nous lui passons facilement les bougies 18 et 19.

Le 18 juin 1876. Nous recevons une lettre du malade qui nous dit se bien porter, et se sonder tous les quinze jours avec une bougie n° 16 qui lui avait été remise à sa sortie.

Le 30 avril 1876. Le malade continue à se sonder avec une bougie n° 16.

Obs. XIV. — Rétrécissement de l'urèthre. Tentatives de dilatation. Dilatation limitée. Accès de fièvre. Uréthrotomie interne. Guérison constatée trois ans plus tard.

L .. âgé de 34 ans, entré le 10 octobre 1871, salle St-Vincent, n° 7.

Cet homme a eu une blennorrhagie, qui pendant très-longtemps a persisté à l'état de goutte militaire ; il a de la fièvre et des douleurs lombaires quand il se fatigue ; la pression de la région rénale ne détermine cependant aucune douleur.

La bougie à boule n° 19 s'arrête dans la fosse naviculaire. Il en est de même du n° 16.

L'explorateur 12 franchit ce premier obstacle, mais s'arrête sur le milieu de la région pénienne, immédiatement en avant d'une forte virole, saillante sur tous les points accessibles du canal.

Le n° 10 est également arrêté.

Une bougie n° 7 franchit ce dernier obstacle et parvient jusque dans la vessie.

Le malade dit avoir été uréthrotomisé, il y a un an, par M. Maisonneuve. Sorti de l'hôpital quelques jours après cette opération, il ne s'est jamais sondé.

16 octobre Bougie n° 9.

Le 17. Même numéro.

Le 20. Frisson et fièvre ; sueurs abondantes, on ne touche pas au canal.

Le 21. On essaye de faire la divulsion, mais on ne peut déterminer la rupture ; M. Guyon pratique alors l'uréthromie interne.

Le rétrécissement est d'une dureté excessive ; l'instrument ne l'entame qu'avec difficulté et on ne peut mettre à demeure qu'une sonde n° 12. Le malade n'a pas de fièvre, et conserve la sonde jusqu'au 25 octobre au matin.

Le 18 novembre. M. Guyon fait avec l'uréthrotome de Civiale une section complémentaire sur la paroi inférieure et introduit dans le canal une sonde n° 18 qu'on retire le lendemain.

Le 28. On commence le cathétérisme consécutif, à partir du n° 34 de la série Béniqué. On atteint rapidement le n° 42.

Le malade demande son exeat et emporte une sonde n° 18 avec laquelle il se sondera.

Le 29 octobre 1874. Aujourd'hui trois ans après sa sortie de l'hôpital, nous revoyons le malade ; il nous apprend que sa guérison a été durable, mais qu'il a eu soin de se sonder tous les quinze jours. il y a deux mois seulement, la sonde étant détériorée, il a cessé de se sonder. Malgré cette interruption nous lui passons facilement une sonde n° 18.

Obs. XV. — Rétrécissement de l'urèthre primitivement infranchissable. Dilatation difficile. Uréthrotomie interne. Guérison constatée à diverses reprises,

M..., âgé de 51 ans, entré le 19 octobre 1874, salle Saint-Vincent, n° 15.

Martinet.

Le malade nous apprend qu'il a eu dans sa jeunesse de nombreuses blennorrhagies. Il avait toujours joui d'une santé excellente, quand il y a quelques années, il a vu survenir de la difficulté pour uriner; il n'y a pas prêté grande attention et n'a subi aucun traitement. Mais les troubles de la miction se sont exagérés peu à peu, il ne pissait plus que goutte à goutte.

Arrêt de tous les explorateurs en arrière des bourses, avec nombreux ressauts dans la région pénienne; le canal saigne au seul contact des explorateurs.

On ne peut franchir le rétrécissement.

Le 27 octobre. Le rétrécissement demeure infranchissable; à la visite du soir nous réussissons à passer une bougie n° 4 que nous fixons demeure.

Le 4 novembre. On essaye de faire pénétrer un n° 6 mais il est serré; le canal saigne légèrement.

Le 6. Même état, impossibilé d'introduire le n° 6; M. Guyon propose l'uréthrotomie au malade. Celle-ci est pratiquée le lendemain.

Aucun incident remarquable.

Le 21. On sonde le malade et on passe les bougies 15 et 16.

Le 22. Bougie 15 et 16.

Le 28. Le malade se sonde lui-même avec les bougies 18 et 19; il demande à quitter l'hôpital.

Le 12 décembre. Nous revoyons le malade, et lui passons les n°s 18 et 19.

Le 27. Le malade revient nous faire constater l'état de son canal. La bougie 19 arrive aisément dans la vessie.

Le 1er juin 1875. Nous revoyons le malade; il urine aussi bien qu'à la sortie de l'hôpital, mais se sonde tous les huit ou quinze jours avec la bougie n° 19.

Mai 1876. Nous constatons la guérison persistante du malade; malgré une interruption de huit mois dont le cathétérisme. Nous lui passons facilement un explorateur n° 18 et une bougie n° 19.

Obs. XVI — Rétrécissement de l'urèthre. Dilatation infructueuse. Fièvre. Uréthrotomie interne.

B..., âgé de 47 ans, entré le 7 juillet, salle Saint-Vincent, n° 19. 1874.

Ce malade a eu une seule chaudepisse il y a vingt ans environ. Depuis douze ans, la miction est devenue difficile, et à une époque que le malade ne peut préciser exactement, il a été traité par la dilatation.

L'explorateur 17 s'arrête dans la fosse naviculaire. Le nᵒ 15 franchit ce premier obstacle, mais après plusieurs ressauts dans la région pénienne il s'arrête à la racine de la verge.

Le nᵒ 10 et le nᵒ 8 s'y trouvent aussi arrêtés. Une bougie nᵒ 4 ne pénètre que difficilement jusque dans la vessie.

Le 27 juillet. Pendant les vingt jours qui viennent de s'écouler, on n'a rien pu obtenir; le malade a eu plusieurs accès de fièvre ; il en a encore un aujourd'hui à la suite du cathétérisme.

Le 29. M. Guyon pratique l'uréthrotomie. (Lame 23, sonde 16 à demeure). T. ax., soir, 36,8.

Le 30. Nous retirons la sonde. T. ax., 37,3, soir 38,2.

Le 31. Le malade est bien. T. ax., 37,8.

Le 11 août. On passe les bougies 15 et 16.

Le 14. Mêmes numéros, le canal est dur.

Le 18. On se sert des cathéters Béniqué nᵒˢ 31 à 33.

Le 20. 33 à 35.

Le 27. 35 à 37.

Jusqu'au 15 juillet 1875 nous avons pu suivre le malade, il s'est sondé assez régulièrement avec une bougie nᵒ 15. Depuis plusieurs mois se portant bien, dit-il, il y a renoncé; aussi le canal commence-t-il à se rétrécir.

Obs. XVII. Rétrécissement de l'urèthre. Dilatation limitée, Uréthroto-
mie interne. Guérison.

R..., âgé de 32 ans, entré le 16 juin, salle Saint-Vincent, nᵒ 1.

Ce malade a eu depuis dix ans de nombreuses chaudepisses ; les difficultés de miction sont très-grandes depuis un an; il n'a subi aucun traitement.

Tous les explorateurs jusqu'au nᵒ 10 sont successivement arrêtés en arrière des bourses. Il n'y a point d'induration périnéale à ce niveau. On parvient, après quelques tâtonnements, à introduire une bougie nᵒ 4 qu'on laisse à demeure jusqu'au 24 juin.

Le 25 juin. Bougie nᵒ 6.

Le 26. Même bougie 6; le nᵒ 7 ne peut passer.

Le 4 juillet. Jusqu'à aujourd'hui on n'a pu passer aucun numéro supérieur au 6.

M. Guyon pratique l'uréthrotomie interne. (Lame 23, sonde n° 16). Pas de fièvre le soir.

Le 5 juillet. Nous retirons la sonde. Pas de fièvre. T. ax., 37°.

Le 18. On passe les bougies 17 et 18.

Le 20. Bougie n° 18.

Le 27. Le malade se sonde lui-même.

Le 10 octobre 1875, nous recevons des nouvelles du malade. Il se porte à merveille, le calibre de son canal ne s'est pas rétréci, mais il n'a cessé de se sonder avec une bougie n° 19.

Le 3 avril 1876. La guérison du malade est persistante, il continue à se sonder avec une bougie n° 19.

Obs. XVIII. — Rétrécissement pénien. Dilatation limitée. Uréthrotomie interne.

B..., âgé de 40 ans, entré salle Saint-Vincent, n° 6, le 7 juin 1874.

Ce malade a eu des chaudepisses, et éprouve de la difficulté pour uriner depuis cinq ou six ans. Il est resté longtemps en Afrique comme soldat, et y a été atteint de fièvres intermittentes graves ; il n'a pas eu d'accès depuis son retour en France.

Exploration du canal. — L'explorateur n° 20 se trouve arrêté vers le milieu de la région pénienne ; le n° 15 est arrêté au même point. Un n° 12 parvient jusqu'à la racine de la verge, mais ne peut avancer plus loin.

La muqueuse est friable et saigne au seul contact des explorateurs.

Deux viroles très-dures se trouvent au niveau des points rétrécis. Une bougie n° 5 peut seule pénétrer.

Le 15 juin. Jusqu'à aujourd'hui on n'a pu gagner qu'un numéro par la dilatation.

Le 20. En raison du siége et de la dureté des rétrécissements, M. Guyon pratique l'uréthrotomie interne. (Lame 23, sonde n° 16). Le soir le malade n'a pas la moindre fièvre.

Le 21. Nous retirons la sonde. Pas de fièvre.

Le soir, au moment de la visite, le malade vient d'avoir un frisson. T. ax., 40°. (Thé au rhum, sulf. de quin.)

Le 22. Matin, T. ax., 40,5. Sueurs abondantes.

Le 23. T. ax., 38°. Nouveau frisson à 3 heures ; à 6 heures du soir le thermomètre marque dans l'aisselle 41°.

Sous l'influence de l'impulsion fébrile il se fait une légère hémorrhagie uréthrale, qui s'arrête immédiatement par l'application de compresses d'eau fraîche sur la verge. (Thé au rhum, sulfate de quinine 1 gr.)

Le 24. T. ax., 38°. Le malade ne souffre pas en urinant. T. ax., soir 38,2.

Le 25. Ce matin la fièvre est tout à fait tombée. T. ax., 37°,

Le 4 juillet. Sonde n°16.

Le 8. Bougies 16, 17, 18.

Le 12. Bougies 20, 21.

Le malade quitte l'hôpital.

Obs XIX. — Ancienne uréthrotomie. Pas de cathétérisme. Début de récidive. Dilatation rapide.

D..., âgé de 51 ans, entré à Necker le 12 juin 1875, salle Saint-Vincent, n° 3.

Ce malade était entré en 1871 à l'hôpital Necker pour un rétrécissement de l'urèthre.

Arrêt de tous les explorateurs jusqu'au n° 13 au milieu de la portion pénienne.

Ce dernier franchit un rétrécissement annulaire, puis s'arrête en arrière des bourses.

Tous les autres numéros s'arrêtent à ce niveau. On ne peu introduire qu'une bougie n° 4 ; séjour d'une demi-heure.

Le 11 décembre. On ne peut pas réintroduire le n° 4.

Le 12. Urines sanglantes, dépôt abondant.

Le 23. Uréthrotomie interne. Lame 23, sonde n° 18.

Pas le moindre accident.

Le 6 janvier. On sonde le malade pour la première fois et on passe la bougie n° 18.

Le malade quitte bientôt l'hôpital et ne tarde pas à partir pour les colonies. Il se sonda environ pendant un an ; puis, se trouvant bien, il y renonça, et au moment où nous le voyons à Necker, il ne s'est pas sondé depuis plus de trois ans.

On passe néanmoins une bougie n° 8, et en quelques jours de dilatation, on arrive à lui passer le n° 18.

Obs. XX. — Rétrécissement d'abord infranchissable. Utréhrotomie. Pas de catétérisme. Récidive. Dilatation rapide.

C..., âgé de 28 ans, entré le 21 mai 1874, salle Saint-Vincent, n° 11.

Ce malade a eu, à 19 ans, une première chaudepisse qui a duré neuf mois; à 26 ans il en contractait une seconde également longue. Il éprouve depuis longtemps de la difficulté pour uriner; actuellement, il ne pisse que goutte à goutte et a de l'incontinence d'urine.

Il n'a subi aucun traitement.

Le 22 mai. Arrêt de tous les explorateurs; tentatives avec les bougies 5 et 7. On introduit une bougie de cire que l'on appuie contre le rétrécissement.

Le 26. On introduit une petite bougie collodionnée à son extrémité; on la fixe à demeure et le 31 on pratique l'uréthrotomie. Les rétrécissements sont durs, et il faut pousser la lame avec une certaine force.

Le 17 juin. Le malade sort, passant lui-même une bougie n° 17.

Nous revoyons le malade le 21 octobre 1874. Il nous apprend qu'après sa sortie de l'hôpital, il s'est sondé de temps en temps et que sa guérison semblait devoir durer.

Mais il contracta bientôt une nouvelle chaudepisse, cessa de se sonder, et depuis cette époque a uriné moins facilement.

Le 22. L'exploration n° 8 franchit facilement toute l'étendue du canal. Bougie n° 10.

Le 25. Bougie n° 11

Le 29. Bougies 11 et 12.

4 novembre. Bougies 13 et 14.

Le 6. 14 et 15.

Le 15. 18 et 19.

Le malade emporte un n° 18 avec lequel il se sondera.

Obs. XXI. Rétrécissement. Dilatation bornée. Uréthrotomie. Guérison
constatée à diverses reprises.

B., 33 ans, entré le 21 avril 1874, salle Saint-Vincent, n° 2.

Ce malade est allé à l'hôpital du Midi, où on lui a fait de la dilatation.

Arrêt du n° 17 à la fin de la portion pénienne. Le n° 12 s'arrête en arrière des bourses.

Le rétrécissement paraît très-dur à ce niveau. Pas d'induration périnéale cependant.

La bougie 6 s'engage mais ne pénètre pas. Un n° 3 pénètre jusque dans la vessie.

La dilatation ne marchant pas, on pratique l'uréthrotomie interne dans le courant de mai.

Le malade sort au bout de quelques jours se sondant avec un n° 18.

11 octobre 1875. Nous revoyons aujourd'hui le malade; non-seulement il ne s'est pas sondé, mais il a contracté une chaude-pisse qui s'est accompagnée d'accidents articulaires.

L'explorateur n° 15 parvient facilement jusque dans la vessie, en donnant un léger ressaut en arrière des bourses.

Nous passons immédiatement après une bougie n° 17 et le cathéter Beniqué correspondant.

27 avril 1876. Nous revoyons le malade; il s'est sondé peu régulièrement, sa guérison est durable cependant; on lui passe l'explorateur n° 15 et une bougie n° 16.

Obs. XXII. — Rétrécissement. Uréthrotomie interne en 1870. Guérison
persistante et constatée plusieurs fois en 1874-75 et 76.

D., âgé de 41 ans. La première partie de l'observation de ce malade, se trouve rapportée dans la thèse de M. Reverdin.

Ce malade, sans bien se soigner, s'est cependant sondé de temps à autre; il est aussi souvent venu à l'hôpital Necker se faire passer les sondes Beniqué.

En avril 1874. Nous lui passons les cathéters Beniqué du 34 au 36.

Le 20 juillet de la même année, nous le sondons avec les Beniqué 36 à 38.

Au bout de cinq mois, le malade reparaît à la consultation; nous constatons la persistance de sa guérison.

En mars 1875, nous lui passons le n° 36 Beniqué et l'engageons à revenir dans quelque temps.

Le 3 octobre 1875, nous passons jusque dans la vessie un explorateur n° 15 et une bougie 17,

Enfin, en avril 1876, le malade est sondé à Necker avec un n° 17 de la filière Charrière.

Obs. XXIII (due en partie à notre collègue et ami Tapret, interne des hôpitaux). Vieux rétrécissement. Dilatation. Récidive. Divulsion récidive. Uréthrotomie interne. Récidive. Tentatives de dilatation. Violents accès de fièvre. Nouvelle uréthrotomie.

J., âgé de 56 ans, entré à Necker, salle Saint-Vincent, n° 11 le 8 octobre 1874.

Ce malade a eu de nombreuses blennorrhagies dans sa jeunesse; il y a dix ans, il éprouve des difficultés pour uriner et s'adresse à un pharmacien qui lui fait une fausse route, à la suite de laquelle il eut une hémorrhagie uréthrale assez grave, pour laquelle il entra à Lariboisière.

On parvint à lui passer une bougie fine qu'il garda pendant quelques jours et l'on continua la dilatation.

Le malade ne s'étant pas sondé après sa sortie de l'hôpital, il ne tarda pas à voir les accidents de dysurie reparaître.

Il entra alors à l'Hôtel-Dieu où on institua de nouveau le traitement par la dilatation; mais celle-ci demeurant infructueuse, on la remplaça par la divulsion.

Le malade sortit au bout de 15 jours pouvant passer une bougie n° 19.

Il resta environ un an sans se sonder, et se souvenant alors mais trop tard de la recommandation qui lui avait été faite à ce sujet, il se passa de temps en temps des bougies de plus en plus petites.

Il se présenta à Necker en avril 1873 avec une récidive complète, de la cystite et des accès de fièvre à chaque cathétérisme. Il y subit l'uréthrotomie et sortit bientôt passant une bougie n° 19.

Il se présente de nouveau à Necker le 8 octobre 1874; il se plaint de nouvelles difficultés pour uriner, et nous raconte que chaque fois qu'il essayait de se sonder il avait de violents accès de fièvre,

Il est pâle, amaigri et accuse des douleurs au niveau de la région lombaire.

8 octobre. Une bougie n° 6 pénètre facilement dans la vessie : mais immédiatement après la visite le malade est pris d'un violent accès de fièvre, de douleurs rénales. T. ax. 40°5.(Thé au rhum, sulf. de quinine, ventouses sur la région rénale.)

Le 14. Le malade paraissant assez bien M. Guyon lui passe une bougie n° 8. Ce simple cathétérisme détermine un nouvel accès de fièvre aussi violent que le premier.

Le 21. On passe un n° 9, mais à peine avons nous quitté la salle que le malade est pris d'un nouvel accès de fièvre plus violent encore que les premiers. T. ax. 41°.

En présence de ces accidents M. Guyon se demande s'il ne vaudrait pas mieux pratiquer une nouvelle uréthrotomie, que le malade avait lui même demandée à plusieurs reprises.

Le 31 Uréthrotomie interne. Lame 23. Rétrécissement des plus durs. Sonde n° 15 à demeure. T. ax. matin 37.4 ; soir 37.2.

1 novembre, Nous retirons la sonde à demeure. T. ax. m. 37.2 ; soir 37.4.

Le 2. Le malade est très bien, il urine abondamment. T. ax. 37.5 ; soir 37.6.

Le 3. T. ax. 37.4.

Le 14. M. Guyon passe une bougie n° 25, et le malade sort au bout de quelque temps, pouvant admettre le cathéter Beniqué n°38.

Pendant plusieurs mois, il n'eut pas la moindre peine pour uriner, et ne se sonda naturellement pas. Un jour, à la suite d'une marche prolongée, il fut pris d'une rétention d'urine ; il essaya de se sonder mais n'aboutit qu'à se faire une fausse route.

Au commencement de 1876, il est revenu à Necker où l'on constate l'évidence d'une pleurésie. On traite celle-ci pendant quelques jours, puis le malade se plaignant de troubles de la miction, on lui passe une bougie n° 6.

Le 8 janvier, on lui passe une bougie n° 8 ; il est pris d'une fièvre violente, qui persiste les jours suivants, et se maintient au-dessus de 40 degrés. Les urines sont purulentes ; il tousse de plus en plus, une diarrhée abondante l'épuise ; on porte le diagnostic de phthisie aiguë.

Le malade, pissant mal, met toute sa maladie sur le compte de son rétrécissement et réclame une nouvelle uréthrotomie. Celle-ci est pratiquée, le 25 janvier, sans aucun incident notable.

Les deux sommets sont le siége de râles nombreux ; la dyspnée est intense, la fièvre devient plus forte au bout de quelques jours, et le malade succombe, le 16 février, dans une adynamie profonde.

Autopsie. — Les poumons sont farcis de tubercules crus ; au sommet seulement, les granulations sont à un degré plus avancé. Le poumon droit est presque complètement adhérent.

Le foie est congestionné et luisant à la coupe, comme un foie amyloïde. Les reins paraissent sains, ils ont leur volume et leur coloration ordinaires ; la décortication se fait facilement, sans découvrir la moindre granulation.

La vessie, revenue sur elle-même, est couverte de granulations miliaires, les unes jaunes, les autres tout à fait transparentes. Un abcès caséifié, du volume d'une noisette, existe dans le lobe gauche de la prostate ; une paroi, de plus de 5 millimètres d'épaisseur, sépare cet abcès de l'urèthre.

Celui-ci, incisé par sa face inférieure, présente les caractères suivants : la muqueuse est lisse et transparente, le cul-de-sac bulbaire est peu accusé, le veru montanum à peine saillant.

Au niveau de la portion membraneuse, on voit une cicatrice losangique, allongée dans le sens antéro-postérieur. La grande diagonale mesure 3 centimètres 1/2 ; la plus courte occupe toute la largeur de l'urèthre, qui, à ce niveau, mesure 15 millimètres environ.

Cette cicatrice se termine dans une lacune prostatique.

La membrane cicatricielle est mince, transparente ; elle semble se confondre avec la muqueuse saine, sans ligne de démarcation bien tranchée.

A chacun des angles latéraux du losange cicatriciel, on voit nettement le tissu du rétrécissement, qui présente la forme de deux triangles très-courts opposés par leur base.

La pièce est déposée au musée Civiale ; nous l'avons fait représenter à la fin de ce travail.

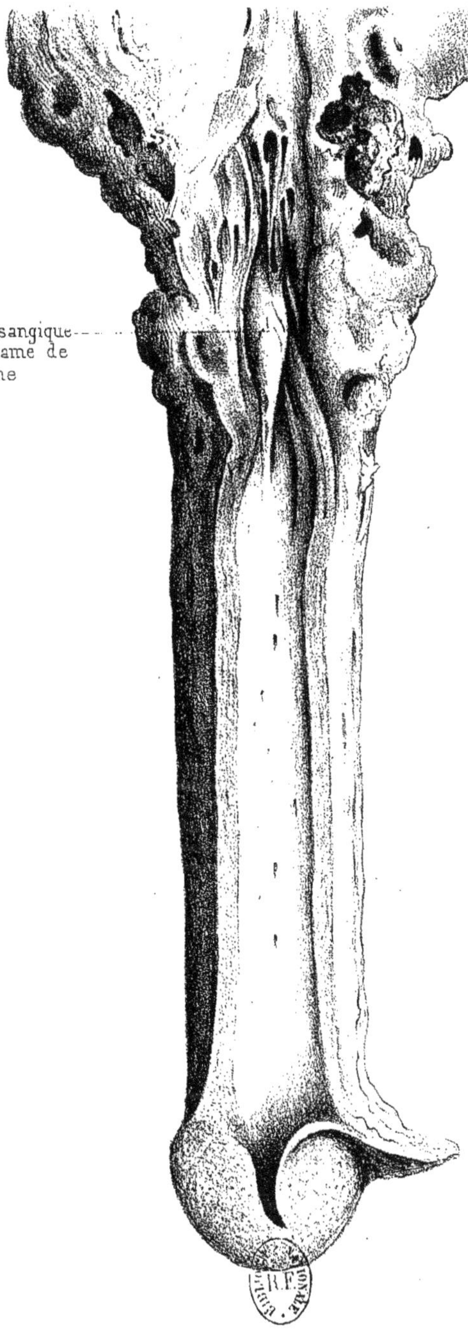

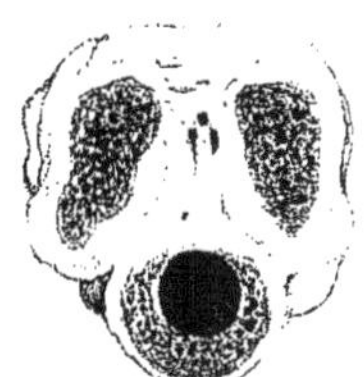

Coupe de l'urèthre
au niveau du bulbe

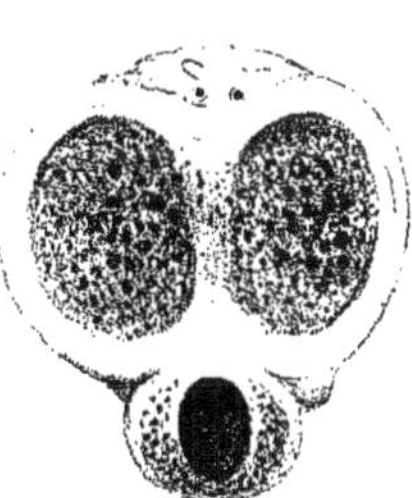

Au niveau du milieu
de la portion pénienne

Section losangique
faite par la lame de
l'uréthrotome

Brissaud.

IMP. BECQUET PARIS

Karmanski hth

www.ingramcontent.com/pod-product-compliance
Ingram Content Group UK Ltd.
Pitfield, Milton Keynes, MK11 3LW, UK
UKHW021436090726
13657UKWH00003B/1113